上 昌広

医療詐欺

「先端医療」と「新薬」は、まず疑うのが正しい

講談社＋α新書

はじめに
ほとんどの患者は「医療サービス」の賢い受け方を知らない

「医療」からは逃れられない

突然ですが、あなたは「医療」というものに興味がありますか？

過去に大病を患った経験のある方や、五〇代以上の方ならば迷うことなく「イエス」と答えるところでしょうが、四〇代くらいまでの若い方は、「あるといえばあるけど、ないといえばないなあ……」なんて微妙な反応をされるのではないでしょうか。

病院にもう何年も世話になっていないという方からすれば、「医療」なんていうテーマは面倒臭くて小難しいイメージしかない、というのは医師である私にもよくわかります。

ただ、年を重ねていきますと、残念ながらそんなことは言っていられません。当たり前の話ですが、加齢によって人は様々な病にかかります。それは自分自身にも降り掛かってくることではありますが、まず頭を悩ますのは「親」の問題でしょう。

老いた両親が病気にかかり入院。そこからはじまる治療と介護の日々に終わりはありません。これは味わった者にしかわからない苦労があります。

高齢社会の我が国において要介護者は年々増え続けており、二〇一〇年度末で六五歳以上の要介護者は四九〇・七万人（平成二五年版「高齢社会白書」より）。つまり、「医療」に対して興味があるなしにかかわらず、我々はこのテーマから逃れることはできないのです。

「医療サービス」の賢い受け方

そんな厳しい現実をよくあらわしているのがマスコミでしょう。

最近やたらと「家庭の医学」とか「主治医」をうたうテレビ番組が増えたような気がしないでしょうか。電車のなかにある週刊誌の中吊り広告でも、「健康法」や「がん」などの見出しばかりが目立ち、さながらシニア向け健康情報誌のようではないでしょうか。

これは、間近に迫る超高齢社会へ向けて、自分自身と親に対する「医療」への関心が急速に高まっていることを如実に示しています。実際に五〇代くらいの方なら身に覚えがあるでしょうが、ある時期を境に友人や知人と酒を飲むと会話のなかに、誰が病気になったとか、身体の調子が悪いだとかいう話題が急に増えてきていないでしょうか。

このような傾向は、医者として多くの患者さんたちと接していても肌で感じます。なかでも顕著なのが、七〇～八〇代の方たちです。もはや老齢に達しているので当然ではあるものの、彼らの会話に耳を傾けると、そこで交わされる話題のほとんどが「医療」に関するものなのです。

医者の立場としては「医療」に関心を抱いていただくのは非常に喜ばしいことではありますが、そこで飛び交う会話に耳を傾けていると、なんとも残念な気持ちになることが少なくありません。

なぜかといえば、ほとんどの方たちが医療サービスの〝賢い受け方〟をご存じないからです。

私の祖母の誤診・緊急入院騒動

そう聞くと、みなさんは病院のかかり方に賢いもへったくれもないだろう、と首を傾げるかもしれません。

健康保険証を持参して、朝早くから受付に並んで整理券をとって混雑した待合室で何時間も待つ。

ようやく名前を呼ばれて診療してもらう。

もしそこで治療が難しい病気の場合は、医師に紹介状を書いてもらって大学病院などでより専門的な治療を受ける——。

このような一連の手続きは誰もが同じように踏むもので、賢いやり方もなにもないじゃないかと。

たしかに、一般の診察はそのとおりですが、「緊急時」はどうでしょうか。

たとえば、年老いた親が急に倒れてしまった場合の手続きはひとつではありません。とにかくいつもかかっている医師が一番だと主治医のもとを訪ねるのか、とにかく救急隊にお任せでどこでもいいから搬送するのか。一分一秒を争うような緊急性が高い場合、そこで下した判断によって「結果」は大きく変わってきます。

どういうことかということをわかっていただくために、実際にあった私の家族のお話をしましょう。

先ごろ、兵庫県尼崎《あまがさき》市に住んでいる九八歳になる祖母が急に容態が悪くなってしまいました。これまで、七四歳になる母が、祖母を在宅で看病していました。祖母と母の二人暮らし、典型的な「老老介護」世帯です。

この急変に対し、母はいつも診ていただいている近所の開業医の方に入院先を探してもらえるようお願いしましたが、その方は見つけることができませんでした。そこで母は、大阪市内にある医療設備も整っている某大病院に連絡し、受け入れてもらえることになりました。母はすぐに救急車を呼び、自宅から四〇分かけてその大病院へと搬送しました。すると、そこでたまたま宿直をしていた若い医師が診察をおこない、母にこんなことを言いました。

「入院の必要はありませんね。この程度でしたら、近所の病院を受診してください」

そこでまた四〇分をかけて帰宅しましたが、どうにも納得いかないようで私に連絡してきました。そこで私が知人を介して別の病院を手配して、翌日あらためて診察をしてもらったところ、今度は「肺炎」という診察結果で緊急入院となったのです。

医療はすべての人に平等ではない

祖母には私という医者が身内にいましたので事なきを得ましたが、一般的には身内に医者がいるという家庭のほうが珍しいことでしょう。

つまり、このようなケースの場合、多くの患者さんは医師に言われるままに入院を取りやめて、結果、容態を悪化させてしまい、最悪の結果を招いてしまうかもしれないのです。

ただ、ここで私が言いたいのは、担当した若い医師がけしからんとか、大病院でも診療ミスがあるとかそういう話ではありません。医者にもいろいろな人がいて、技術も知識もピンからキリまでです。残念ながら、それが「医療の現実」ということなのです。

ちょっと待て、聞き捨てならないぞ、と身を乗り出してくる方も多いでしょう。

我が国では、すべての国民が何らかの公的医療保険に加入している「国民皆保険」という制度があり、国民には必要な医療が分け隔てなく提供されなければいけない、という考えが根本にあります。それはつまり、すべての医師とすべての医療機関がレベルの高い医療サービスを均等に提供しなくてはいけないということですから、医療サービスにばらつきがあって当然などという考えは許されるわけがありません。

もちろん、私も医者である以上、そのような社会であればどんなに素晴らしいかと思います。ただ、冷静に我々をとりまく環境に目をやれば、「現実」ははたしてそうでしょうか。

救急車がたらい回しにされたなんて話はよく聞きます。数年前にはそれが原因で亡くなってしまった妊婦がいて大きな問題にもなりました。

一方、医療過誤に目をやれば、適切な治療を受けることができなかった、という患者側の訴えは多く、今では、産婦人科医のおよそ三人に一人は、一生を通じて一回は訴えられるというような異常な事態にもなっています。

つまり、今の日本の医療は決して「平等」とは言い難いのです。

「近代史」を抜きに語れない医療

平等ではないとしたら、得をする人と損をする人とに分かれるのは当然でしょう。私が先ほど申し上げた「医療サービスの賢い受け方」というのは、とどのつまり医療を受ける際に損をしないということなのです。

では、損をしないためにはどうすればいいのでしょう。まず、患者であるみなさんがすべきことは、平等ではないという「不都合な真実」を知るということだと私は考えています。

これを知っているか知らないかということで、みなさんが受ける医療サービスの質は大きく変わってきます。その典型が、以下のような誤解でしょう。

国立病院などでは先端医療を提供しており、地元の病院では手のほどこしようのない治療の難しい患者がかけこむ場所である——。

理由は本書のなかで明らかにしていきますが、実はこれは誤りです。

このような医療にまつわる誤解が日本社会には蔓延しており、その結果、多くの患者が不利益を被っているのです。

そして、このような歪《ゆが》んだ事実をみなさんが理解していくために欠かせないのが「日本の近代史」です。医療の問題だというのに、なぜ歴史まで引っぱり出さなければいけないんだと不思議に思うかもしれませんが、日本の医療は、近代日本の成り立ちを抜きにしては語れません。なぜかといえば、今の日本で起きている様々な医療にまつわる問題の多くは「システム」が生んだ弊害だからです。

よく医療の問題がわきあがると、「医者のモラルが低下している」とか「医療行政の構造的な問題」なんて調子で語られることが多いですが、「なぜモラルが低下しているのか」とか「なぜ構造的な問題が解消されないのか」という根本的な議論はなされません。

医療の歪みは日本社会の歪み

個別の問題を検証することは必要です。ただ、ここまで医療にまつわる問題が頻発するのは、システムになんらかの欠陥がある、と考えるのが自然でしょう。ならば、そのシステムがどう設計され、どういう経緯でつくられたかまで遡って考えなければならない、というのは当然ではないでしょうか。

実際に日本の医療が抱えている問題のほとんどは、近代史まで遡ればその原因が見えてきます。

なぜ東京で圧倒的な看護師不足なのか？

なぜ神奈川などの首都圏で病院が少なくなっているのか？

なぜ世界でも有数の先進国で、資産もある高齢者たちが「がん医療」が遅れていると信じ込んでいるのか？

これらの答えは、日本の近代史を紐解けば簡単に見つかります。つまり、これまで私が語ってきた「不平等」に代表されるような医療の歪みというのは、実は日本という社会の歪みでもあるのです。

この「不都合な真実」に気づくことは、患者であるみなさんにとって「医療サービスで損をしない」ということ以外にもうひとつ重要な意味があります。

それは、子どもたちのためにより良い未来が築けるということです。

三〇年後の医療崩壊を回避する

我々の研究チームで試算した結果では、今のままで日本の医療行政がすすめば、三〇年後、間違いなく日本の医療は崩壊します。

高齢化社会の議論でごっそりと抜けているのは、「医師も高齢化する」という視点です。現在、東京郊外のベッドタウンで急速な高齢化がすすみ、買い物難民や孤独死という問題が報告されていますが、医療でも同様なことが起き、首都圏ですさまじい医療過疎が起こることが予想されているのです。

このような未来が予測されているのなら、本来であれば、一番の不利益を被るであろう、患者さんたちが真っ先に声をあげるべきなのですが、今のところそのような声は聞こえてきません。

その理由はただひとつ、「知らない」からです。

私が日本の医療の歪みに気づいたのは、東京大学医学部附属病院や国立がんセンター中央病院（現・国立がん研究センター中央病院）という医療施設に身を置き、自分自身が医療に関わることで、「不都合な真実」を目の当《ま》たり《あ》にしてきたからです。ところが、みなさんはそれを知る術《すべ》がありません。ですから声をあげられないのも当然なのです。

だからこそ、私はこのような本を書こうと思いました。「不平等」で「先行きも暗い」という不都合な真実があるにもかかわらず、この国の医師はあまり声を大にしてその危機を叫び、不条理さを訴えたりはしません。気づいていないという人も多くいますが、最も大きな理由は、この国の医師が本当のことを言った途端に疎ましく思われ、医療現場から排除されたりしてしまうからです。これも日本の医療が抱える「不都合な真実」かもしれません。

残念なことですが、こういう状況のなかでは、医師には「自浄作用」について過度の期待はできません。まずは患者であるみなさんこそが声をあげるべきなのです。平等といわれる医療がいかに歪んでいるか。そして、それを変えるためにはどこまで遡ればいいのか。「不都合な真実」を知り、それを変えるために声をあげるのです。

本書では、患者が知ることができなかった医療の「不都合な真実」を紹介していきます。これらを読み、ひとりでも多くの方がより良い医療のために声をあげてくだされば、私もこのような本を世に出した甲斐があります。

また、本書によって、ご自身やご家族にとって最善の医療サービスを受けることができれば、医師としてこれほどうれしいことはありません。

二〇一四年夏

上《かみ》昌広《まさひろ》

◉目次

はじめに
ほとんどの患者は「医療サービス」の賢い受け方を知らない　3
「医療」からは逃れられない　3
「医療サービス」の賢い受け方　4
私の祖母の誤診・緊急入院騒動　5
医療はすべての人に平等ではない　8
「近代史」を抜きに語れない医療　9
医療の歪みは日本社会の歪み　11
三〇年後の医療崩壊を回避する　12

第一章　先端医療と新薬を支配する「医療ムラ」は癒着と利権の巣窟

不都合な真実①　日本には「原子力ムラ」とよく似た「医療ムラ」が存在している　26
「医療」と「原子力」はそっくり　26
バルサルタン事件の深層　28
製薬会社のヤラセ　29
「奨学寄付」はマーケティング費　31
キモを製薬会社に握られる　33
製薬会社主導の構造的問題　34
不都合な真実②　医学会には薬の宣伝をする「御用学者」がいる　37
東大病院にみる悪質さ　37
患者の個人情報を横流し　38
初心者を「権威」に祭り上げる　41
コンプレックスにつけこむ　42
御用学者と御用マスコミ　44
医師の不祥事と国との距離　45
保身の医師が研究費を　47
政府による薬価の統制の罪　49

第二章 「新薬利権」で蔑《ないがし》ろにされる患者たち

不都合な真実③ 「中医協」によって日本の製薬会社の「開発力」が低下している 54
製薬会社の錬金術 54
国策医療費という「異常な国」 55
「ドラッグラグ」の戦犯 57
新薬開発のインセンティブがない 59
激安新薬の「副作用」 60
ジェネリックはなぜ普及しないか 61
古い薬の売り上げの実態 63
不都合な真実④ 今のままでは日本の再生医療研究は欧米や韓国よりも遅れてしまう 65
欧米や韓国に負ける 65
議論が始まってから一〇年 66
規制強化は民間医療機関を逃がす 68
官僚が現実を隠蔽する「ウソ」 69
「新薬開発の日本」というデマ 71
「バラまき」ではなく「競争」を 74

第三章　大病院は先端医療を避けている

不都合な真実⑤　名門国立病院は軽症患者ばかりを集めたがる　78
蔓延する「国立病院信仰」　78
私が遭遇した「重症患者拒否」　80
国立病院と「国の政策医療」　81
臨床研究NGは患者にあらず　83
不都合な真実⑥　国立病院は旧日本軍の人事システムと体質を引き継いでいる　86
「国策」に随従する理由　86
蔓延する「参謀システム」　91
旧日本軍と医療の深い闇　88
「七三一部隊」の影　92
「軍の職員」が敗戦を境に　89
歪んだ使命感　94

第四章　東日本が医療過疎に陥る「国家一〇〇年の大罪」

不都合な真実⑦　戊辰《ぼしん》戦争で政府に反逆した地域は医師不足になっている　98

住民増＝病院増という幻想　98

ブラジルやトルコよりも深刻　100

水戸市の医師数は離島以下　102

つくば市だけが孤軍奮闘　103

水戸藩の内戦の影響　105

「反逆者」と医学部の関係　106

不都合な真実⑧　東北の急性白血病患者は北陸の患者と比較してリスクが二倍　108

「国家のための医療」が招く弊害　108

薩長人脈の「医療利益誘導」　110

「西高東低」医療の犠牲者　109

歪みを生む国家のための医療　112

第五章　暗澹たる医療の未来

不都合な真実⑨　二〇年後、郊外の高齢者は「通院ラッシュ」に揺られて都心の病院へ通う　116

二〇三五年のシニアの生活　116
医師の負担と「死亡者数」　117
医師の総労働時間は一・五倍に　119
激増する高齢者と増えない医師　120
大病院へ患者を紹介する斡旋元　122
高齢医師が週七〇時間働けるのか　124
「ちょっと具合が悪い」と後回し　126
一日がかりの通院で疲労困憊　128

不都合な真実⑩　二〇年後の医療はテレビ局入社並みの超コネ社会になる　130

後期高齢者は二倍の危険に　130
看護師の労働量はアメリカの八倍　131
日本の病院は欧米より超危険　133
こんな悲劇があなたの身に　134
危ない病院に搬送されない方法　136
「主治医」は緊急時に弱い　137

「医療エージェント」 138
「医療友人」をどう見つけるか 140
医療は「超コネ社会」になる 142

第六章 先端医療の普及を阻む医師たちのセクショナリズム

不都合な真実⑪ 「日本医師会」とは医師の団体ではなく「開業医」の団体 146
「医学部長病院長会議」の利権 146
医師の利権意識 151
「医学部が地域医療を崩壊させる」 147
開業医が反対する理由 153
医療偏在は「全国一律」ではない 148
不都合な真実⑫ 実は「学費の安い私大医学部」をつくる方法がある 155
大学医局は「殿様」状態 155
富裕層をかき集めるレース 157
私立医科大学の意外な事情 156
救世主は「低学費の私大医学部」 159

地域医療従事で奨学金が 161
「政治」「支援組織」「メディア」 164
壊された「七九年の壁」 163
それでも医師だけが反対 165

第七章　医療崩壊の解決策は「ビジネスクラス」の導入

不都合な真実⑬　「医師が増えると医療費が増える」という主張は世界的には否定されている 168
医師不足を招いた「真犯人」 168
総合医を増やせば医療費が減る 175
医療費亡国論のカラクリ 170
世田谷の挑戦 177
三〇年前の理論が罷り通る理由 171
日本の医療行政は「ブラック」 178
この高齢化でも平均以下の医療費 173
不都合な真実⑭　国や医師会が批判する「混合診療」を導入すれば安全性が上がる 181
生活苦で薬が買えない 181
金の切れ目が命の切れ目 182

自己負担がケタ違いに重い国　184
リストラだけでは医療は甦らない　186
「混合診療」のメリット　187
不妊治療が向上した理由　189
航空会社は安全性向上に成功　191
「格差」は安全を底上げする　192
「公金注入」ではなく「競争」を　194

おわりに　197

第一章　先端医療と新薬を支配する「医療ムラ」は癒着と利権の巣窟

不都合な真実① 日本には「原子力ムラ」とよく似た「医療ムラ」が存在している

「医療」と「原子力」はそっくり

医療の「不都合な真実」といって、患者さんであるみなさんがまず思い浮かべるのは、やはり、医者にまつわる不祥事ではないでしょうか。

まず最近、続発しているのが、製薬会社との「不適切な関係」です。

医師がおこなったという臨床試験が、実はカネの面でも人の面でも製薬会社が丸抱えしていて、その論文が薬のプロモーションにつかわれていた。あるいは、研究で用いられた患者の個人情報が、製薬会社へそのまま流されていた。そんな不祥事が近ごろマスコミを大いに賑わせています。

その一方で、モラルの低下にも歯止めがききません。

つい最近も理化学研究所のSTAP細胞にまつわる論文の画像改竄《かいざん》問題が世間の耳目を集めましたが、実は医師による論文不正や捏造も多く報告されています。また、科学研究費補助金（科研費）などの使い込み、横領、研究費の私的流用などの不祥事も続発しています。

過去に医師の不祥事がまったくなかったわけではありませんが、近年になってまるで堰をきったように増えている背景にはいったい何があるのでしょう。

私には、これは「医療」というシステムそのものが制度疲労を起こしてきているせいで、様々な問題が噴出しているような気がしてなりません。ダムに小さな穴がポツポツと開いて水漏れをすれば、やがて大決壊を招くように、これらの一連の不祥事も崩壊の前兆ではないか。そんなふうに感じてしまうのです。

この構造とよく似ているのが、「原発」ではないでしょうか。

東日本大震災による福島第一原発事故は、日本の原子力行政がこれまで覆い隠してきた様々な問題を浮き彫りにしました。が、これらの問題はかねてから一部の人たちからは指摘されていたものです。

原子力発電所というものは本当に安全なのか？

そもそも、なぜ近隣住民や国民を置き去りにして、ここまで強引に原子力を推進しなくてはいけないのか？

これらの疑念を必死に隠してきた「原子力」という政官業のシステムは、いろいろな意味で限界に達していました。それが「地震」というきっかけで一気に崩れ去った、と考えるべきなのです。

バルサルタン事件の深層

そんな「原子力」と「医療」という社会システムは、実は非常によく似ています。「国家」の厳重なコントロール下で、専門家たちが研究をおこない、その科学技術が民間企業を介して国民へと提供されていく。官の規制のもとで、学・民が一体となり「国策」として推進されているという構造が、ソックリではないでしょうか。

構造が同じであれば、そこで生じる問題も同じはずです。

たとえば、福島第一原発事故で明らかになった隠蔽体質や、その場しのぎの安全対策は、原発を推進することでそれぞれに利益を得てきた政治家、企業、監督官庁、そして研究者が強固に結びついた排他的な「官・民・学」のグループのせいではないかと指摘されました。

この近世のムラ社会的な閉鎖性をもつ利益集団は「原子力ムラ」と呼ばれていますが、実は医療にもこれと同じようなものが存在しています。

患者の利益を真剣に考えず、医師、製薬企業、そして官僚という人々が、自分たちを利することを優先する「医療ムラ」ともいうべきグループは、癒着や不正の温床となっています。

その代表例が二〇一三年に大きな社会問題になった大手製薬会社「ノバルティスファーマ」の降圧剤「ディオバン（一般名・バルサルタン）」にまつわる、臨床データ不正操作事件でしょう。

福島第一原発事故で「原子力ムラ」の醜悪な構図が白日のもとに晒されたように、この事件は、みなさんがこれまで知ることのなかった「医療ムラ」をくっきりと浮かび上がらせたのです。

製薬会社のヤラセ

この醜悪な構造を説明していく前に、まずは事件の概要をご説明していきましょう。

「降圧剤」というのは、読んで字のごとく血圧を下げる薬のことです。そのなかでもバルサルタンというのは他の降圧薬と比べて、それほど下がり方は強くありませんが、その代わりに、狭心症や脳卒中のリスクが半分くらいに減るとされていました。効き目は強くない代わりにその分、安心ですよとうたっていたわけです。

といっても、多くの患者さんが服用する薬ですから、当然、しっかりとした医学的根拠がなくてはいけません。このような「効果」の拠り所となっていたのが、京都府立医科大学や東京慈恵会医科大学などの五つの大学でおこなわれた臨床試験の論文。なかでも、慈恵医大の「Jikei Heart Study」という論文は世界的にも有名な英国の医学誌「ランセット」にも掲載され、大きな話題を呼びました。

これだけの〝お墨付き〟がある以上、処方しない理由はありません。逆に、バルサルタンを処方せずに、患者さんが狭心症や脳卒中を起こせば、医師が「不作為」を理由に訴えられるかもしれません。このようにして、バルサルタンは「リスクの少ない画期的な降圧剤」として全国の医師から支持をされ、年間一〇〇〇億円ともいわれる記録的な売り上げを叩き出したのです。

しかし、この状況に待ったがかけられます。京都大学の由井芳樹《ゆいよしき》さんという循環器内科医が、これらの臨床試験の数値が不自然だと指摘したのです。

そこで各大学が調査にのりだしたところ、五大学のうち、四つの大学の臨床試験で狭心症や脳卒中の発症に関する数値などの臨床データが操作されていた疑いが強くなり、どうやら製造元であるノバルティスファーマ社の社員（当時）が関わっているのではないかという疑惑が持ち上がったのです。

薬の臨床試験なのですから、製造元である製薬会社の協力なくしてはできません。そういう意味では、臨床試験に関わることは珍しくはありませんが、不審なことに、この社員はノバルティスファーマ社の人間だという身元を隠して、臨床試験に参加。しかも、結果を左右する統計解析を担当していました。

これはもう限りなくクロに近いグレーではないか、ということでバルサルタンの有用性を示す臨床試験論文というものが、実は製薬会社側が仕掛けた「ヤラセ」である可能性が持ち上がったのです。

「奨学寄付」はマーケティング費

そんな「ヤラセ疑惑」にさらに拍車をかけたのが、「奨学寄付金」でした。

「奨学寄付金」とは製薬会社から大学へ研究費を提供できる制度で、今回のバルサルタンの臨床試験研究というのも、実はすべてノバルティスファーマ社から提供された、この「奨学寄付金」によって実施されたものでした。

大規模臨床試験は、協力をしてくれる対象者（患者）をたくさん集め、データを厳密に管理しなければならないために費用が嵩《かさ》むことから、製薬会社からのサポートがないと実現できないという現実があるのです。

では、いくらのサポートがあったのかというと、慈恵医大や京都府立医大など五大学に対して支払われた総額は一一億三二九〇万円。つまり、データを操作したと疑われている製薬会社というのは、医師たちの〝スポンサー様〟でもあったというわけです。

このような問題が発覚する以前より、この「奨学寄付金」という制度は問題視されていました。

この莫大なカネを予算として握っているのは製薬会社各社のMR（医薬情報担当者）たち。つまり「薬の営業マン」です。

彼らが医師たちに、「研究に使ってください」と持ちかける。そこで自社の薬にとってポジティブな結果が出れば、バルサルタンのように絶大なプロモーション効果がある。仮にそこまで極端な結果が出なかった場合でも、少なくとも自分が担当している大学の医師は処方してくれるため、業績は上がります。

MRたちのこのような行為には、読売新聞の拡張員が契約をとるため、巨人戦のチケットや洗剤をもっていくのと同じような意味合いがあるのです。

実際に私は過去に某大手製薬会社のMRからこんなことを言われたことがあります。

「奨学寄付金というのは薬のマーケティング費ですから」

いわば薬を売るための販促ツールだというのです。

いくら何でも「一一億」という販促費は法外ではないかと思われるかもしれませんが、日本の医薬品市場規模は約九・三兆円（二〇一一年）で全世界の一一・七パーセントを占め、アメリカに次いで世界第二位。その巨大市場のなかで、バルサルタンの売り上げは一〇〇〇億円以上。一般商品のように、テレビCMなどで大々的にプロモーションができないことを考えれば、一一億円など安いものでしょう。

キモを製薬会社に握られる

このような「奨学寄付金」というマーケティング費によっておこなわれる臨床試験ですが、製薬会社に依存しているのはそれだけではありません。実は「人」の面でも、彼らの協力なしに医師は臨床試験論文をつくることができないのです。

世界的医学誌「ランセット」にデータ操作された疑いのある論文が掲載された慈恵医大の学内調査結果の報告書には、臨床試験責任者の望月正武《もちづきせいぶ》教授（当時）以下、研究にかかわった多数の医師たちが、

「自分達には、データ解析の知識も能力もなく、自分等がデータ解析を行ったことはない」

という証言が載せられています。つまり、統計解析という臨床試験のキモの部分を、初めから製薬会社の社員に〃丸投げ〃をしていたということです。

なぜか。

それは、日本の大学病院には臨床試験に欠かせない統計解析のプロがいないからです。

今回、データ操作したといわれるノバルティスファーマ社員は、統計解析の専門家として大阪市立大学の講師も務めている、いわば〃プロ〃でした。臨床試験のカネだけではなく、研究を支えてくれる〃プロ〃まで派遣をしてくれる。

もしあなたが臨床試験をすすめなくてはいけない立場の医師だったら、そんな手厚いサポートをしてくれる製薬会社について、どんな印象を抱くでしょうか。ありがたくて仕方がない、という感じではないでしょうか。

製薬会社主導の構造的問題

このような関係は製薬会社にとっても好都合です。

実際は、製薬会社がカネを出し、〃プロ〃まで派遣をしているにもかかわらず、これらの臨床試験は医師が主導的におこなうということで「医師主導臨床試験」と呼ばれています。

つまり、実際にイニシアティブを握っているのは医師ではなく、「製薬会社主導臨床試験」ともいうべきものですが、表向きとしては大学がおこなっているので、自分たちはあくまで「第三者」という立場になれる。

そこでもし何かしらの不正が発覚しても、実態として自分のところの社員が深く関与をしていても、企業としては関係ないと突っぱねることができるので、累が及びません。今回の問題が発覚してからも、ノバルティスファーマ社は事あるごとに「バルサルタン医師主導臨床研究」と繰り返し呼び続けているのは、このような思惑があるからです。

今回の「臨床データ不正操作」は、わかりやすく言えば〇点を八〇点に改竄していたようなものでした。

ストーリーそのものをいじっている。

なぜこのような大胆不敵な不正が発覚しなかったのかといえば、臨床試験というのが、たくさんの患者を対象にしているためです。

患者ひとりひとりの体質はもちろん異なるので、その効果もひとりひとりで多少は違った結果が出る。つまり、いざとなれば「個人差がある」などという言い逃れができるという、臨床研究の「死角」をついたプロの手口であり、非常に悪質と言わざるをえません。

私が悪質と表現するのは、この不正によって多くの患者が危機にさらされたからです。

バルサルタンがここまで爆発的に売れた背景には、医師という人々の、患者のためになるのであれば最新の治療をやりたいという善意もあるものの、一方では医師本人たちの「保身」もあります。

五大学で「脳卒中リスクを減らす薬」だということが証明されているにもかかわらず、それを脳卒中のリスクのある患者に処方しないということは、もしも何かがあった時に訴えられてしまいます。だから、あれらの臨床試験論文を読んだ医師は、無条件にバルサルタンを治療に用いねばならなかったのです。

そんな薬が実は効かずリスクも低くないということであれば、バルサルタンで治療を受けていながら脳卒中や狭心症になったという人がごまんといるはずです。この不正をおこなったプロと、それを看過した医師たちの罪は重いと私は考えています。

不都合な真実②　医学会には薬の宣伝をする「御用学者」がいる

東大病院にみる悪質さ

このような医師と製薬会社のズブズブの関係は他にもあります。

二〇一四年に入ってから明らかになったもののなかで有名なのは、やはりノバルティスファーマ社が裏で糸をひいていた「東大病院血液・腫瘍内科事件」ではないでしょうか。

東京大学医学部附属病院血液・腫瘍内科（黒川峰夫《くろかわみねお》教授）を中心に二二の病院で構成する臨床研究グループ（TCC）がおこなった医師主導臨床試験「SIGN研究」において、ノバルティスファーマ社のMR（医薬情報担当者）が、実施計画書や患者同意書の作成に不適切に関与していたのです。

SIGN研究は、慢性骨髄性白血病の治療薬グリベックの副作用を評価する「医師主導臨床研究」ということですが、これも案の定、グリベックを販売するノバルティスファーマ社が仕切っていたのです。

事実、この臨床研究に用いられた「実施計画書」「説明文書」「患者同意書」などの資料というのは、全てのファイルのプロパティーに「会社Ｎｏｖａｒｔｉｓ」と示されていました。

さらに、二〇一三年一〇月に開催された日本血液学会学術集会で用いられたパワーポイントファイルのプロパティーにも、ノバルティスファーマ社の東大病院担当者の名前が記されていたほか、ＴＣＣの資料自体にも同社のクレジットが入っていました。

この背景には、研究責任者である黒川教授が、同社のアドバイザーを務めていること、そして同社から奨学寄付金を受け取っていることがありますが、この研究において患者側に提供された「説明文書」には、そのような事実は伏せられています。

先ほどのバルサルタン事件と同様の構造がありますが、こちらのほうが悪質さでは計り知れません。なぜかといえば、医師が製薬企業と結託して患者を騙し、その見返りとして金銭を受け取ったという見方もできるからです。

患者の個人情報を横流し

実は「ＳＩＧＮ研究」がおこなわれた背景には、ノバルティスファーマ社の新薬販売戦略があります。

ポイントは、グリベックの副作用が問題になる患者を、新薬であるタシグナに切り替えるように誘導することでした。

グリベックは二〇一二年度には三八三億円を売り上げたドル箱でしたが、二〇一三年になると一部の白血病に対する特許が切れ、ジェネリックが発売されました。

一錠あたりの価格（当時）は、ジェネリックが一八四二円であったのに対し、グリベックは二七四九円。何もしなければ、ジェネリックに市場を奪われてしまう。そこでノバルティスファーマ社が編み出したのが、後継薬への「誘導」です。

グリベックの副作用を強調することで、同社が開発したグリベックの後継薬タシグナへと切り替えさせるようにしていく、というわけです。

ただ、ここに大きな問題があります。グリベックのジェネリックとタシグナの効果や副作用には大きな差はありませんが、かかる費用には雲泥の差があるのです。

タシグナの年間の薬剤費は約五一〇万円。これに対してグリベックのジェネリックの費用は年間約二六九万円と約二四〇万円もタシグナのほうが割高なのです。ここへ誘導するために、「SIGN研究」へ誘導したのではないかという疑惑がもたれているのです。

それを如実に示しているのが、患者情報の流出です。

東大病院が作成した患者向け説明文書には次のような記述があります。

「私たち（＝東大病院）は、これらの情報（＝性別や年齢などの患者の個人情報）が本臨床研究関係者以外の外部に流出したり目的外に利用されたりしないよう適切に保護します」

このように書いてあるにもかかわらず、二五五人分の患者情報がノバルティスファーマ社の手にわたっていたことが明らかになったのです。

この情報のなかには、性別や生年月、イニシャル、副作用情報などのほかに、個人が特定できる患者ＩＤも二〇三人分含まれていました。これはいわばグリベックの「顧客」情報を横流ししていたともとれるのです。

登録した患者がグリベックを止めてタシグナに変更した際には、営業担当者の業績として評価していたことや、ノバルティスファーマ社の東日本営業部では、担当医療機関の間でアンケート枚数を競う「インセンティブプログラム」を実施し、スターバックスコーヒーのプリペイドカードなどの褒賞を与えていたこともわかっています。

これを「販促活動」と呼ばずして、いったい何と呼べばいいのでしょうか。

初心者を「権威」に祭り上げる

ここでひとつの疑問が浮かぶのではないでしょうか。

バルサルタンの臨床データ不正操作事件といい、この東大病院血液・腫瘍内科事件といい、研究資金や人的なサポートがあったとはいえ、医師たちはなぜここまで無節操に製薬会社の言いなりになってしまうのか。仮にも患者のためという志をもって、医学の道にすすんだわけだから、そうやすやすと籠絡《ろうらく》されないのではないか。

医療界の外にいらっしゃるみなさんがそう思うのは当然ですが、内部にいる私からすれば、「医者というのはもっとも籠絡されやすい人々」なのです。

いったいどういうことなのか。

東大病院血液・腫瘍内科のケースでご説明しましょう。かつて私自身が所属していた医局ですから内情がわかります。

疑惑の中心にいる黒川教授は、一九九〇年に東大医学部を卒業し、虎の門病院で臨床研修をした後は、主に白血病遺伝子の基礎研究に従事していました。そして、英国の科学誌「ネイチャー」に論文を寄稿するなど、大きな実績を挙げます。

その後、前任の教授が急逝したのを受け、二〇〇五年に四〇歳という若さで教授に抜擢されます。しかしながら、それまでに医局員のお世話係である医局長や他大学の管理職の経験はありません。研究者としての能力と、臨床医としての技量、研究室のトップとしての管理能力は別物です。そうした観点からすれば、黒川教授は「基礎研究」の実績は十分だったのですが、臨床や研究室運営は心許ない、というタイプと言ってもいいでしょう。

それを示すのが、ノバルティスファーマ社から黒川教授に振り込まれた「奨学寄付金」です。

三年間で八〇〇万円です。「SIGN研究」のような大規模臨床試験の奨学寄付金の相場は、年間一〇〇〇万円。それを考えれば、破格の安さです。

何を言いたいのかもうおわかりでしょう。製薬会社というのは、このように臨床経験の少ない医師に接近し、物心ともにサポートをすることで、思いのままに操ることができるように籠絡していくのです。

コンプレックスにつけこむ

この手口は、先ほどのバルサルタン騒動でも同じです。

臨床試験にかかわった医師などは、講演や広告など様々な形でバルサルタンの宣伝をしており、「バルサルタンファミリー」などと呼ばれていました。

良い薬であれば、その治療方法を他に薦めるというのは別に悪いことではありませんが、彼らはあまりにも露骨であったため、一連の問題が発覚する以前から、一部からは「サルタン星人」などと揶揄《やゆ》されていたほどです。

そんな「サルタン星人」の面々も、よく見てみると、実は黒川教授と同じような経歴が多い。つまり、臨床経験に乏しいというコンプレックスにつけこみ、手厚くサポートをすることで接近したと考えられるわけです。

そのような医師を、「臨床研究の権威」へと祭り上げ、莫大な広告費をつぎ込んで宣伝すればどうなるでしょう。「神輿《みこし》は軽いほうがいい」という言葉ではありませんが、完全に本人は舞い上がってしまって、スポンサーのいいように操られてしまうのです。

福島第一原発事故後、「御用学者」という原子力の専門家が注目を集めました。

彼らは国や東京電力から物心ともにサポートを受けることで、原子力行政を批判するようなデータを片っ端から否定したり、攻撃したりしていたことから、社会から大きな批判を浴びましたが、まったく同じことが実は医療界でも起きているのです。

御用学者と御用マスコミ

では、医療界における「御用学者」はなぜ生まれてしまうのでしょうか。

身もふたもないですが、その原因は「カネ」です。

たとえば、バルサルタン騒動で問題になった医師たちは、毎週のように講演会に呼ばれ、バルサルタンが効きますよと話しては一回およそ一〇万～一五万円程度の講演料を貰っていました。

そうした医師からすれば〝小遣い〟程度だろうと思うかもしれませんが、その小遣い欲しさから、製薬会社に操られてしまう医師も多いのです。

バルサルタンを方々で宣伝した教授の中には、お子さんを私立の医大に通わせている方もおられました。学費などの負担は年間三五〇万～七六〇万円に上ります。大学教授といえどもサラリーマンです。大学からもらう給料だけでそんなおカネは払えません。そういう事情もあってバイトをしなくてはいけなかったのではないでしょうか。

製薬会社の方針から医師への接待費が公開されなくてはいけなくなったため、現在ではかなりおとなしくなりましたが、かつてはシンポジウムだ、学会だと超高級ホテルで、さらにその後の高級クラブなどで、医師を接待漬けにするのが、ＭＲの仕事という時代もありました。

ちなみに、この構造は対「医療マスコミ」にもあてはまります。

多くの誠意ある医師は、医学論文などをチェックしていますので、臨床試験のデータを操作するだけでも絶大な波及効果がありますが、一部の高齢医師や管理業務で多忙な医師は、いちいち論文なんて読みません。

そこで製薬会社のMRが「営業資料」としてもっていくのが、「日経メディカル」など医療専門誌の企画記事です。東大教授などを招いた座談会などがおこなわれ、そこで「バルサルタンは効く」みたいなことを言わせれば、「それじゃこの薬をつかおう」となります。

東京電力が捻出していた莫大な広告費によって、マスコミの言論が封殺されていたという報道もありましたが、実は医療界にも「御用学者」を用いた「御用マスコミ」が存在し、製薬会社によるその広告費は、年間一兆円はくだらないとまで言われています。

医師の不祥事と国との距離

日本の医師たちの不祥事の背景に、「民」である製薬会社の存在があるということがよくわかっていただけたと思うのですが、実はこれもまだ氷山の一角にすぎません。

そもそもこの「民」と「学」の癒着や不正がなぜ生み出されるのかというところを考えて

みれば、おのずとその「真犯人」が見えてきます。

その謎解きをしていくにあたって、国立がん研究センターの医師による横領事件を例にとってご説明していきましょう。

二〇一三年二月二六日、国立がん研究センター中央病院の小児腫瘍科長、牧本敦医師（当時四五歳）が国の研究費約二五七〇万円を不正にプールし、一部を家電製品の購入などに私的流用したとして懲戒解雇されました。

牧本医師は二〇〇七～〇八年度、厚生労働省から計約二億二〇〇〇万円の研究費を受け取っていましたが、物品納入業者に架空発注して代金を過大に払い、その分を不正にプールする「預け」という手法で裏金をつくり、少なくとも五百数十万円を私物のエアコンやテレビなどの代金に充てていたという話です。

国立がん研究センターの記者会見では、牧本医師本人がプールしていたという説明がされましたが、そんなことはあり得ません。出入り業者が一人の医師のためだけにリスクを負うなんてことは考えにくいからです。

そうなるとひとつの可能性が浮かびます。

牧本医師は、国立がん研究センターで代々おこなわれていた裏金づくりのスキームで、私的流用をした――。国立がん研究センター関係者によれば、事情は以下のような感じです。

保身の医師が研究費を

牧本医師は、まず消耗品などを代理店に発注。商品が納入されたことにして、カラ伝票を切って金をプールしていました。それをマネーロンダリングのように別会社に発注し、そこに家電製品を購入させて自宅に配送させていたのですが、実はこの手口は、二〇一三年七月に詐欺容疑で逮捕された秋山昌範《まさのり》・東大教授のそれとそっくりなのです。

秋山教授は、二〇一〇年二月～一一年九月の間、システム販売会社など六社の役員らと共謀。自身が関わる研究事業のデータベースの作成業務をカラ発注し、東大から約一八九〇万円、共同研究をしていた岡山大から約二九〇万円をだまし取ったとして逮捕されました。

ちなみに、秋山教授は「国立国際医療センター（現・国立国際医療研究センター）」という厚生労働省所管の組織にいた人です。こういう手法でプールするというのは、役所直下の組織ではよくあることです。国立組織でやっていた手口を、そのまま「国立」つながりなので大丈夫だろう、と東大でもやってみたらバレてしまったというのが本当のところではないでしょうか。

みなさんにはいまひとつ身近に感じられないかもしれませんが、厚労科研費の不正使用というのは続発しています。

二〇一三年三月に北里大学、八月に国立医薬品食品衛生研究所でも不正が発覚しています。この現象を考えるうえで重要なのは、不祥事を起こした組織・研究者と厚生労働省の距離が非常に近いことです。

これは「官僚がすべて悪い」とか、不祥事の責任を官僚個人になすりつけているわけではありません。「国立」というのは構造的に不正が蔓延しやすいのです。

誤解を恐れずに言ってしまうと、医師の横領、裏金づくりなどには必ずといっていいほど「国」が関係しているのです。

国立組織は、法にもとづいて予算が下ります。

こういう環境のなかでは、リスクをとってチャレンジするうま味がありません。iPS細胞の山中伸弥《しんや》京都大学教授は、チャレンジしたので予算をつかみ取ることができましたが、「拠点病院」などと呼ばれる国立病院の研究者は、なにもしなくても研究費が下りてきます。チャレンジをしないのですから、実力がつくわけがありません。

実力がなければ、たいした臨床研究はできません。研究をしてもたいした研究ではないので、そんなに研究費を使うこともありません。要するに、余ってしまうのです。

それをそのままご丁寧に厚労省へ報告などしたら、翌年から研究費が削られてしまいます。では、どうするのか。

「研究のため」と自分に言い聞かせながら、それらを不正にプールしたり、着服したりするというわけです。

政府による薬価の統制の罪

医師の不正の背後には、必ず「官」との近過ぎる距離感が存在するという構造がわかっていただけたでしょうか。

実は、これまで申し上げた製薬会社との癒着に関しても、この構造が深くかかわっているのです。

そもそも、なぜ製薬会社は「御用学者」をつかい、臨床試験論文によるプロモーションをしなければいけないのでしょうか。

普通の商品であれば、良い商品をつくって安く売れば、大ヒットとなり儲かります。このような自由競争のなかで、製品の質が磨かれていきます。日本の自動車メーカーが世界でも有数の競争力を身につけたのは、こうした好循環があったからだということに異論を挟む人はいないのではないでしょうか。

ならば、製薬会社もそれをやればいい。

多くの製薬会社が企業スローガンに掲げているように「患者さんのためになる、良い薬を提供する」ということを地道におこなっていればいいではないか——。

きっとみなさんはそう思うでしょうが、これでは日本の製薬ビジネスは成立しません。

なぜかといえば、日本の製薬業界では「自由競争」ができないからです。

日本の薬価を決めているのは、厚生労働大臣の公的諮問機関「中医協」(中央社会保険医療協議会)。つまり、中央官庁の役人なのです。

日本は世界で唯一といってもいいくらい、国が医療行為にまつわる価格をすべて一律に決めています。この「価格統制権」というものが数々の癒着や利権を生んでいるのは、電力行政と同じ構造です。

現在、しきりに「電力の自由化」が叫ばれていますが、日本の電気料金も薬価と同様、東京電力ほか一〇社の電力会社という国策企業が各管轄区域で独占的に決めています。

しかも、両者に共通するのは、総括原価方式。薬価についていえば開発にかかったコストを将来見込まれる患者数で割るという独特な価格設定をしており、コストダウンという意識がゼロなのです。

市場において、価格をコントロールするということはすべてを支配するということです。そこから癒着や「口利き」などの利益供与が始まり、「ムラ」が生まれます。

つまり、バルサルタン臨床データ不正操作事件や、続発する医師の不祥事の原因を探っていくと、すべては日本の医療における「価格統制権」を掌握する「中医協」にたどりつくというわけです。

そこで次章では、みなさんの多くも服用している「薬」の問題から、この「中医協」という「医療ムラ」の中枢についてお話をしていきましょう。

第二章　「新薬利権」で蔑《ないがし》ろにされる患者たち

不都合な真実③　「中医協」によって日本の製薬会社の「開発力」が低下している

製薬会社の錬金術

日本では、薬の価格をすべて国が決定しており、そのシステムによって不正や癒着が蔓延している——。

突然そんなことを言われても、ほとんどの方は、

「はあ？」

と首をかしげるのではないでしょうか。

「たしかに、医師と製薬会社の不祥事が多発しているのは紛れもない事実だが、それを薬のせいにしてしまうというのはさすがに飛躍しすぎだよ」

と思われてしまうかもしれません。

ただ、これから順を追ってお話しする薬に関する「不都合な真実」を聞けば、きっと大いに納得をしていただけると思います。

みなさんが病院で処方される「処方薬」やドラッグストアなどで購入する「市販薬」とい

うものを、製薬会社がつくっているというのはさすがにご存じでしょう。では、彼らはどうやって儲けていると思いますか？

他社に負けないように優秀な研究者を雇い、研究費を投入し、画期的な治療薬を開発する。その薬が広く世に流通することで、製薬会社も利益を得ることができる。

恐らく、このようなビジネスモデルを連想するのではないでしょうか。

しかし、残念ながらこれは「真実」ではありません。特にこの日本においては、まったくあてはまりません。

大多数の日本人は知りませんが、日本の製薬会社は「新薬」を開発しなくても十分に儲けることができてしまうのです。

国策医療費という「異常な国」

製薬会社が薬を開発しないなんて、そんないい加減なことを言うな、とお怒りの声が飛んできそうですので、その理由を詳しく説明しましょう。

前章の終わりにも述べたように、日本の薬価というものは「中医協」という厚生労働大臣の諮問機関がすべて決定しています。いわゆる、「公定価格」というやつです。

では、この「中医協」はなにを基準に「公定価格」を決めているのか、順を追ってみていきましょう。

製薬会社が新しい薬を開発した場合、まず「中医協」は、似た薬（類似薬）がないかどうかということを確認します。似た薬があればその薬の価格を基準として、だいたい同じような薬価がいいだろうと推定して検討していくのです。

では、似たような薬がない場合はどうするのかといえば、コスト（製造原価、販売管理費、流通経費）などをベースにして考えていくのですが、その際にはアメリカ、イギリス、フランス、ドイツという四ヵ国と比べて、極端に安くなったり高くなったりしないように、という「調整」がくわえられます。つまり、「医療先進四ヵ国」と足並みを揃えようという力が働くのです。

このような形で薬価が全国一律に決まるというのは、先進国のなかでも非常に稀《まれ》なケースです。日本の医療界のなかでは当たり前のようになっていますが、諸外国からみれば「異常」ともいうべきシステムです。

ところがこれはまだ序の口で、さらに奇怪なシステムがあるのです。それが「薬価改定」です。

みなさんも報道などで一度くらいは目にしたことがあるかと思いますが、薬価というのは二年に一度、医療機関や薬局がその薬を購入した実勢価格をベースにして見直し（薬価改定）がおこなわれます。定期的に治療方法も薬の評価も更新されていくわけですから別にいいのでは、とお思いでしょうが、実はこれは単なる価格の見直しではありません。

良い薬ほど価格が引き下げられなくてはいけない、という見直しなのです。

「ドラッグラグ」の戦犯

普通の先進国では、医療機関や患者から評価が高い薬は徐々に値段が高くなっていきます。需要があれば価値も上がり、値段も上がる。資本主義の原理が働くわけです。

ところが、日本ではまったく逆です。「買い手」である保険者の価格交渉力が強く、良い薬であればあるほど買い叩かれていくという状況があるので、価格はどんどん下がっていきます。ちなみに最大の保険者は厚労省の根強い影響下にある「全国健康保険協会」、つまり国です。

このため、評価が高く、売り上げが大きな薬は引き下げようという、「中医協」の論理が働くわけです。

このような買い叩きの結果、日本では多くの患者がつかう新薬の価格は、ＯＥＣＤ諸国のなかで最も低い水準になっているのです。

ここまで聞いたみなさんはきっとこう思うでしょう。

何が悪いの？
国が値段を決めて、いい薬はどんどん安くなるってことだから、患者である我々にとっては良いことずくめじゃないか。もっとじゃんじゃん安くしろ、と。

たしかに一見すると、この引き下げは患者にメリットがあるかのような印象を受けますが、ダマされてはいけません。中長期的に考えてみると、患者に様々な不利益を引き起こしているのです。

その代表が、「ドラッグラグ」でしょう。

たとえば、ある難病を治療する画期的な薬が世界のどこかで開発されたとしましょう。日本国内の難病患者にとっては希望の光ですが、それをすぐに服用することはできません。日本の国内で治療薬として使うには、厚生労働省に承認をされなくてはなりません。
そんなのすぐでしょ、と思うかもしれませんが、長い場合は数年もかかってしまうのです。この手続きによって生じる、国内と国外の治療ギャップを「ドラッグラグ」と呼びます。

新薬開発のインセンティブがない

日本国内での新薬の販売が、欧米に比べて大幅に遅れてしまうという問題を、みなさんも耳にしたことがあるかと思います。がんや難病などで苦しんでいる患者さんからすれば、命にもかかわる非常に深刻な問題です。

このような問題が生じてしまう理由としてよくあげられるのが、「承認審査に時間がかかる」とか「治験に時間がかかる」というような理屈です。たしかにそのような部分もありますが、実はこれは表層的な問題にすぎません。

ドラッグラグが生じてしまう根本的な原因は、「新薬が安い」からなのです。

みなさんもご存じのように、薬の開発には莫大な費用がかかります。

近年、がんや難病の疾病領域では、病気に関わる特定の分子を狙い撃ちする「分子標的治療薬」が主流となっています。これはバイオテクノロジーなどの最新技術を駆使してつくられるもので、当然、莫大な開発費用がかかります。つまり、製薬会社の新薬開発費用は右肩上がりなのです。

こういうシビアな状況を念頭に置いて、先ほどの「中医協」の論理を思い出してみてください。多額の投資をして開発をした薬がどんなに医療機関や患者から高く評価されても、どんどん買い叩かれる。このような環境で、「どんどん新薬の開発をしてやろう」と思うでしょうか？

思うわけがありません。

激安新薬の「副作用」

画期的な新薬をつくっても、海外でつくられたものと似ている「類似薬」をつくっても、結果が同じであれば、ラクなほうを選ぶに決まっています。

「中医協」という厚生労働大臣の諮問機関が、横並びやバランスを考慮して値段を決定するのですから、画期的な薬の開発は海外に任せて、その進捗状況に目をくばりながら「類似薬」でも出していたほうが遥かに効率的です。「他社よりも早くいい薬を開発しよう」というインセンティブが働かなければ、製薬会社がいくら「社会貢献」をうたっていても、営利企業である以上、新薬開発に消極的になっていくのは当然でしょう。

これは裏を返せば、画期的な新薬などつくらなくとも、日本の製薬会社は十分にビジネスが成り立つということなのです。

欧米の製薬ビジネスは、リスクをとって膨大な投資をおこない、画期的な新薬をつくって儲けるという構造ですが、日本は逆です。リスクをとらず小さな投資をおこない、「たいして新しくもない新薬」をつくって細く長く儲ける。このような「ぬるま湯」のような市場で、国際競争力が向上していくわけがありません。

薬の開発力もなければ、開発をしようというムードもない。そんな国ですから、薬の承認プロセスもいつまでたっても洗練されていきません。承認という手続きが長期化すれば、誰が困るのかといえば、画期的な新薬を必要とする難病患者です。

我々は先進国で最も安く新薬を入手できるという恩恵を授かったことと引き換えに、「ドラッグラグ」という副作用に苦しんでいるという状況なのです。

ジェネリックはなぜ普及しないか

さらに言えば、「新薬が安い」ということが引き起こした、患者さんたちにもたらす不利益がもうひとつあります。それは「ジェネリックが普及しない」ということです。

先ほどから繰り返し申し上げているように、新薬の開発には、莫大な予算と時間が必要です。そのため、新薬の開発に辿り着いた開発者の権利（知的財産権）を保護するために、

「特許」が認められています。

この特許の期限内は開発者が独占的に製造販売できますが、期限切れになると、製法がオープンとなり、他メーカーも同様の薬をつくっていいというルールがあります。これが「後発医薬品」（ジェネリック）と呼ばれるものです。

そう聞くと、患者にとって有益なシステムだと思わないでしょうか。

実際に欧米では「後発医薬品」が新薬の二〜三割程度の価格ということもあり、経済的余裕のない患者さんたちにとってまさに「救世主」となっているのです。

では、このジェネリック、日本ではどうかといえば、あまりみなさんに馴染みがないことからも予想できるでしょうが、ほとんど普及はしていません。政府や企業が使用を呼びかけたことで、かつてよりは認知度も上がりましたが、欧米と比較すると、際立って低い利用率となっています。

その原因としてよく言われているのはこの二つです。

「日本人はブランド志向があるので、後発品よりも本家を好む」
「後発医薬品の品質を疑っている」

もちろん、これは当たらずとも遠からずですが、先ほどの「ドラッグラグ」同様に、本質的なところではありません。

ジェネリックが普及しない最大の理由は、日本の後発医薬品の価格が新薬の六割程度と「たいして安くなっていない」という現実があるのですが、これも先ほどの「新薬が安い」ということと無関係ではありません。

欧米では、もとの薬価が高いので、ジェネリックがガクンと下がるのですが、日本の場合はそもそも元が安いので、これをガクンと下げたら、それこそ「安過ぎる」という状況になってしまいます。これは極端に高い薬や、極端に安い薬を世に流通させないという「中医協」の方針からも大きく逸脱してきます。

つまり、日本のジェネリックが普及をしないという問題も、その根源をたどっていけば「新薬が安い」という状況に突き当たってくるというわけです。

古い薬の売り上げの実態

ところで二〇一一年度の日本における医薬品の売り上げ額はおよそ九・三兆円ですが、そのうち、じつに八・七兆円が病院で処方される医療用医薬品で、薬局で売られる薬は六五〇〇億円に過ぎません。

そうした巨大利権となる医療用医薬品は、価格の面から三種類に大別できます。「新薬」、つまり特許期間中のブランド薬と、「長期収載品」、すなわち特許が切れたブランド薬、そして「ジェネリック」です。

このなかで、もっとも売り上げが多いのが「長期収載品」で、二〇一一年度は四一パーセントに上りました。一方、「新薬」は三六パーセントです。

世界に目を向けてみると、「長期収載品」と「新薬」の比率は、EUが二六パーセントと三六パーセント、米国が一六パーセントと六一パーセント。なぜ日本の比率が新薬に不利なのかといえば、繰り返しになりますが、日本では「新薬」が安いからです。特許が切れたブランド薬、つまり古い薬を、日本人は高値で買わされているのです。

不都合な真実④　今のままでは日本の再生医療研究は欧米や韓国よりも遅れてしまう

欧米や韓国に負ける

「中医協」という「官僚による医療のコントロール」によって、日本の製薬会社の開発能力が抑え込まれており、それがまわりまわって患者に不利益をもたらしている、という状況はなにも新薬の問題に留まりません。今、注目されている「再生医療」の分野にも当てはまります。

小保方晴子《おぼかたはるこ》さんの不正論文で実在すらも疑われてしまったＳＴＡＰ細胞はさておき、山中伸弥京都大学教授が「成熟細胞が初期化され多能性をもちうることの発見」によりノーベル生理学・医学賞を受賞したことから、日本の再生医療分野は進んでいる、という印象を受ける方が多いことでしょう。

ただ、残念ながら「現実」はそうともいえません。実用化という面では、欧米はもとより、お隣の韓国と比較してもまったく及ばないほど遅れているのです。

それは承認数を見ても明らかです。

欧米で承認されている再生医療製品は皮膚や軟骨を中心に十数品目ありますが、日本ではわずか二品目。しかも、体細胞クローン技術をヒト胚作成に用いるような申請は一件も出されていないのです。

なぜこのような状況になってしまったのか。

日本の研究者たちがふがいないからでも、レベルが低いからでもありません。これまでお話をしてきた「新薬」をめぐる問題とまったく同じ構造が障壁となって、研究者たちに立ち塞がっているのです。

もうおわかりでしょう、日本の再生医療分野がなかなか成長できなかったのは、「ドラッグラグ」同様に、あまりにも過剰な「官僚によるコントロール」に原因があるのです。

議論が始まってから一〇年

官僚による統制が、いかに研究を遅らせるのかということをよくあらわしているのが、体細胞クローン技術ではないでしょうか。

様々な議論のあるこの先端技術について日本という国が対応を始めたのが一九九九年。首相の諮問機関である「科学技術会議」が提出した報告書による勧告をもとにして動き始め、二〇〇〇年には体細胞クローン技術による個体産生を明示的に禁止する法律（ヒトに関するクローン技術等の規制に関する法律）が国会で成立しています。

そう聞くと、なかなかスピード感をもってやっているじゃないかと感心されるかもしれませんが、ここからが問題です。

法律はできましたが、では体細胞の核移植による胚の作成までは言及されていないので「ガイドライン」をつくろうという話になりました。

そこでまず専門家による委員会が立ち上げられました。その委員会が三年間をかけ、のべ三〇回以上の会議を開いて議論をおこない、最終的に難病の研究ならばこの技術を用いても良いという結論になったのが二〇〇四年。そこからようやく細かいルールづくりに入り、ガイドラインが完成した時は二〇〇八年となっていました。

つまり、最初に諮問機関が体細胞のクローン技術について勧告してからほぼ一〇年の月日が流れているというわけです。

ガイドラインはたしかに大事です。クローンのように生命倫理に関わる問題ですから、しっかりとした議論も必要でしょう。ただ、いくらなんでもあまりに時間をかけ過ぎではないでしょうか。

先端医療の分野で、一〇年間研究が足止めをされるというのは、資金的に大きなハンデを背負うことになります。どんなに日本の研究者が優秀でも、残念ながらこのようなスピード感ではとても世界と競い合うことはできません。

規制強化は民間医療機関を逃がす

それは今も変わっていません。

山中伸弥京都大学教授がノーベル生理学・医学賞を受賞した二〇一二年、世界的にｉＰＳ細胞の臨床応用に期待がかかり、日本でもその動きが活発化してきた矢先、「安全性」を掲げて厚生労働省が新たな規制強化策を打ち出してきたのです。

医療に安全は不可欠なのだから、そこの規制はしかたがないのでは、と思うかもしれませんが、「ドラッグラグ」について述べたところでもご説明したように、過剰な「官僚によるコントロール」は、開発を阻害し、かえって患者であるみなさんに不利益がもたらされる恐れがあるのです。

たとえば現時点での議論では、厚労省はリスクが比較的低いとされている骨髄などの体性幹細胞を用いた治療や、がんワクチン治療などにも政府への届け出が必要だとしています。つまり当然、違反は調査や処分の対象になるということです。

このような規制ができることで私が心配しているのは、民間の医療機関への影響です。彼らは大学病院などと異なり、患者の治療に全力を挙げており、研究に専念できる人員はいませんので、手続きの煩雑さや、規制の厳しさに腰が引けて、再生医療の研究を断念してしまう恐れがあるのです。

いくら人がいなくても、国への届け出くらいできるだろうと思うかもしれませんが、医療研究における届け出は婚姻届のようにハンコさえ押せばいいというものではありません。役所側が求める資料を作成するなど、膨大な事務作業を要します。このような労力は、民間医療機関にとって大きな負担になります。

体性幹細胞を利用した培養軟骨などの再生医療製品は、世界の製薬企業が急ピッチで開発を進め、海外では多くの治験がおこなわれています。

ところが、日本では規制があるということで民間がそこまで前のめりになれない。開発力が落ちれば、日本の患者は海外の患者が先端医療を受けているのを指をくわえて眺めるだけ。そのような、これまでお話をしてきた「ドラッグラグ」と同じことが起きるのです。

官僚が現実を隠蔽する「ウソ」

このような弊害が明らかであるにもかかわらず、なぜ国は再生医療に規制をかけようとしているのでしょうか。

たしかに医療研究において安全性は最も重要なもののひとつですが、悪質な医療機関などには、医療訴訟や刑事告訴などで個々に対応することができます。研究者すべてに規制の「網」をかければ、全体の開発力が落ちるのは当然です。

それにもかかわらず、再生医療の開発力を落としてまで、国の権限を強化しようとばかりしているように、私には思えてなりません。

再生医療のように、最先端の医療を受けたいと切実に願っている患者が多くいるのはまぎれもない事実なわけですから、国として、まずやらなくてはいけないのは、必要な情報を提供し、「ドラッグラグ」を解消することであるのは明らかです。

わが国で「ドラッグラグ」が深刻化した背景には、医療を官僚のコントロール下に置くという日本特有のシステムがあるのは明らかですから、このシステムを解体するか、コントロールを弱めるのが先決であるはずなのに、その真逆のことをすすめようとしているのです。

こういう理不尽なことばかりを続けているようであれば、官僚たちの権益強化のために「医療ムラ」に続いて「再生医療ムラ」をつくろうとしているのではないかという誹《そし》りを受けてもしょうがないのではないでしょうか。

そのように考えてしまうのには、もうひとつ理由があります。

私が告発している「不都合な真実」を覆い隠すためなのか、官僚たちが新聞などをつかってせっせと「ウソ」を流しているのです。

「新薬開発の日本」というデマ

お気づきの方もいるかもしれませんが、実はこのところ、やたらと大新聞などに、「日本が再生医療大国へ動き出した」とか、「新薬開発拠点として国内回帰が始まっている」というような見出しが躍るようになっています。そのなかでも典型的な例をご紹介しましょう。

以下は二〇一四年二月の「日本経済新聞」です。

> 海外の製薬会社が新薬開発の場を日本に置く動きが相次いでいる。世界最大手の米ファイザーは年内に糖尿病やがんの治療薬研究を始める。米の有力創薬ベンチャーは再生医療製品の開発拠点を設ける。医学研究の司令塔「日本版ＮＩＨ」の創設などで今後開発環境が整うと判断した。海外勢の日本回帰は成長戦略の柱である医療分野の競争力底上げにつながりそうだ。
>
> （中略）
>
> 日本の新薬の研究開発環境はこれまで欧米より遅れているとされてきた。新薬承認までに米国の倍の2年ほどを要し、医学研究への国の予算は2千億円規模と米国の1割程度だった。ファイザーやＧＳＫ（グラクソ・スミスクライン）は日本の研究拠点を２０

07〜08年に閉鎖していた。

日本版NIHが設立されれば文部科学省や厚生労働省など複数の省庁に分かれていた予算が一本化され、がんや認知症関連の研究支援を手厚くできる。今年施行される見通しの改正薬事法では、iPS細胞などを使った再生医療製品を早期に承認する手続きを設けた。10年以上かかっていた発売までの期間を数年に短縮できる可能性がある。

創薬ベンチャーの米サンバイオは1月に本社を米カリフォルニア州から東京都内に移した。同社は健常者の骨髄液を使った再生医療製品を開発している。日本では外傷性の脳損傷やパーキンソン病の患者の運動機能を回復させる製品を手掛ける見込みだ。欧米よりも早く実用化できる可能性がある日本に着目した。

国内製薬大手も新薬開発で大学やベンチャーとの連携に力を入れる。アステラス製薬は日本で再生医療やワクチン分野の技術開発を強化する方針。第一三共は三菱UFJキャピタルと組み、大学発の創薬ベンチャーの起業を支援するファンドを設立した。世界の新薬開発競争が日本を舞台に繰り広げられそうだ。

（日本経済新聞二〇一四年二月一七日）

同様の報道は、他紙でも一面を飾っていたので、ご記憶にある方も多いのではないでしょうか。このような記事を読むと、みなさんはきっとこう思うことでしょう。

なんだ、新薬開発環境が遅れているとかなんだとか言っていたけど、安倍《あべ》政権になったことでなにやらいい方向へ変わっていきそうではないか、と。

ただ、残念ながらそう思ってしまったあなたは、まんまと官僚の「ウソ」にのせられてしまっています。

この新聞記事のなかには、「不都合な真実」を覆い隠すために官僚が仕掛けたトリックが随所に隠されているのです。

まず、この記事を読むと、「日本の新薬開発環境が遅れていた」ことの原因を、承認審査の遅れと、「米国の1割程度」と、国の予算が少ないことだと述べていますが、これは真っ赤なウソです。

日本の承認審査に時間がかかるのも、ライフサイエンス分野での予算が少ないのも事実ですが、新薬開発環境が遅れていた根本的な原因は、「中医協」という国家価格統制による開発力の阻害であることは明らかです。

この「不都合な真実」から国民の目を背けさせるため、「承認審査の遅れ」や「予算が少ない」という問題にすり替えているに過ぎません。つまり、〝真犯人〟を逃がすため、別の〝犯人〟を仕立て上げているのです。

「バラまき」ではなく「競争」を

さらにこの記事にはもうひとつ大きなウソがあります。

「日本版ＮＩＨ」をつくって政府の権限を強化すれば、すべてがバラ色の未来だとしていることです。

「政府の権限を強化すれば、医薬品産業が成長する」というのはまったくの仮説であって、なんの根拠もありません。

考えてもみてください。税金をバラまく公共事業から、世界的な競争力を有するイノベーションが起きたでしょうか。起きるわけがありません。税金をジャブジャブもらっても、そこには利権や癒着の構造が生まれるだけです。

実際に「日本版ＮＩＨ」の議論に参加されている方から聞いたのですが、そこに参加している国産製薬メーカーが、とにかく研究費を税金から捻出することや、いかに税金が免除されるかということばかりを求める「大陳情大会」になっているそうです。

それは「独立行政法人 医薬品医療機器総合機構」などの政府機関でも同様で、とにかく税金をよこせ、人を増やせ、が争点でそこには理念のかけらもないそうです。

つまり、単に国の予算を増やした「日本版ＮＩＨ」などをつくったところで、バラまきの公共事業の予算を奪い合う醜い闘いが増えるだけなのです。患者であるみなさんにはなんのメリットもないということです。

このような馬鹿げた結末が目に見えているのに、なぜ大新聞は歯の浮くようなセリフで、「日本版ＮＩＨ」をヨイショするのでしょうか。

なぜ「政府の権限を強化すれば、医薬品産業が成長する」という実証されていない仮説をウラ取りもせずに新聞の一面で書き立てるのでしょうか。

答えは簡単です。彼らが日ごろ、情報源としている「厚労官僚」がそのように言っているからです。役所の言うことをそのまま報じれば、手間のかかるウラ取りをする必要もなく、誤報や名誉毀損で訴えられるリスクもありません。

原発事故が発生するまで原子力行政や東京電力をおおっぴらに批判した大新聞がなかったように、「医療ムラ」のなかでは大新聞も「御用マスコミ」になってしまうのです。

日本の新薬開発環境に足りないのはカネではありません。

想像してみてください。産業が成長するのに、政府の権限などかえって邪魔にしかなりません。医薬品産業に必要なのは自らがすすんで研究をし、競争しなくてはいけないという環境づくりです。

このような医療に携わる者たちから湧き出る力を、サポートするようなふりをして、実は阻害しているのが「国」という存在です。

そのあたりの構造をより詳しく考えていくため、次章では「国立病院」というものの「不都合な真実」を解き明かしていきましょう。

第三章　大病院は先端医療を避けている

不都合な真実⑤　名門国立病院は軽症患者ばかりを集めたがる

蔓延する「国立病院信仰」

「医療」という堅苦しい響きのテーマのなかで、みなさんにとって最も親しみやすいのは、「病院」ではないでしょうか。

個人クリニックから大病院まで、日本には様々な形態の医療施設があり、それぞれが地域医療の拠点として活動をしています。どんなに健康な方でも熱がでれば世話になるでしょうし、花粉症などのアレルギーをはじめ様々な疾患で通院をされている方も多くいらっしゃるでしょう。なかには、家族が入院をしていて毎日のように顔を出している、という方もいるかもしれません。

そんな身近な存在であるはずの病院ですが、実は患者さんたちのほとんどが誤解をしていることがあります。それは、「国立病院」というものに対する認識です。

みなさんは「国立病院」と聞くと、どのようなイメージを抱くでしょうか。

庶民的ながらしっかりとした医師が多い。施設は大きいけれど、古くさい……。様々な意見があるかもしれませんが、なかでも多いのが、

「先端医療を受けることができる」

とか、

「小さな病院では手の施しようのない難しい病気の治療をおこなっている」

というようなものでしょう。

特にこのような印象を抱くのは地方の高齢者が多いようで、私がこれまで診てきた患者さんたちも、口々にこんな会話を交わしていました。

「あそこは国立（病院）だから、安心だね」

「国立（病院）のお医者さんはしっかりしているから大丈夫だよ」

高齢の親が入院をしていたり、親の介護をしていたりする方ならば、きっと大きく頷くことでしょう。特に地方の高齢者というのはとにかく、「国立病院に入院できれば安心」というような「国立病院信仰」が非常に強いのです。

しかし、残念ながらこれにはなんの根拠もありません。むしろその逆ということのほうが多いのです。

私が遭遇した「重症患者拒否」

なぜかといえば、みなさんのイメージとは裏腹に、実は国立病院というのは軽症患者ばかりが集まってくるからです。これは一般論ですが、軽症患者ばかりを診ている医師というのは、総じて医療技術が高くありません。国立だから質が悪いとまでは申しませんが、「国立＝技術が高い」というのは大いなる幻想なわけです。

もちろん、医療技術というのは個人差があります。国立病院でも技術がしっかりした医師はいますが、その逆もまた然り。つまり、「国立病院」というブランドだけで判断をしてしまうと、大きな不利益を被る可能性があるのです。

そんなことを言うと、「国立病院は軽症患者ばかり」というのは暴論ではないかと、引っかかる人もいるかもしれません。

「何を根拠にそんなことを断言するのだ、小さな病院でお手上げの重症患者だってたくさんくるだろう」

などとお思いかもしれませんが、実はこれこそが患者だけが知らない「不都合な真実」のひとつなのです。

国立病院は軽症患者しか受け入れません。もっと正確に言えば、軽症患者しか受け入れることができないのです。

そんなバカなと唖然とする方も多いかもしれませんが、国立病院で勤務していた医師、つまり私が言っているのだから、これほど確かなことはありません。

私はかつて東京大学医学部附属病院や、国立がんセンター中央病院（現・国立がん研究センター中央病院）という国立病院で勤務していたことがあるのですが、重症患者ということで門前払いをされて、近隣の病院へまわされる患者さんを何人も見てきました。また、「合併症が多い重症患者を受け入れるな」と医師たちに指示をしている上司の姿も何度も目にしました。

これはなにも私がいた東大病院と国立がんセンターだけがおこなっていたことではありません。日本中の国立病院でごく当たり前のようにおこなわれていることなのです。

国立病院と「国の政策医療」

多くの読者の方々は私の話を聞いて、

「この人は何をおかしなことを言っているんだ？」

と戸惑っているに違いありません。

これはひとえに「国立病院」というものの世間のイメージと実像があまりにかけ離れてしまったことがひき起こした悲劇といっていいでしょう。

国立病院というのはみなさんが考えているような「先端医療をおこなう施設」でも、「治療が難しい重症患者を受け入れる施設」でもありません。

では、何のための施設なのか。答えは簡単です。

国立病院とは「国の政策医療」を推進する施設なのです。

なにやら難しい言葉がでてきたと腰が引けてしまう方のため、私がいた「国立がん研究センター（当時は国立がんセンター）」を例にしてご説明しましょう。

「がん研究センター」という響きから、みなさんはこの施設のことを、国が「がん」の最新治療を国民へ提供してくれている施設のように思うかもしれません。あるいは、手の施しようがない状態の、症状の重い患者が、日本中から最高のがん医療を求めて集まってくる、なんてイメージを思い浮かべるかもしれませんが、どちらも正しくありません。

厚労省は国立がん研究センターを「新規治療の開発のための臨床研究の推進」を最大の目

的とする組織として考えています。

「ここで新しい治療方法を見つけるのなら、たくさんのがん患者を受け入れるってことじゃないか」

と早合点してはいけません。たしかに、がん患者は受け入れます。しかし、それは「臨床研究」に参加することができる患者に限られるのです。

臨床研究ＮＧは患者にあらず

ご存じのように「臨床研究」とは、長い時間をかけて患者さんの経過を観察していかなければいけないものです。

このような研究には、全身に衰弱が進行していたり、すでに腎臓や肝臓の機能が低下していたりという患者さんでは参加できません。効率的に研究をすすめるため必要なことは、症状の軽い患者さんをできるだけたくさん集めること――。つまり、合併症があって、すでに体力の減退が著しい「進行がん」のような患者さんというのは、臨床研究には不要なのです。

臨床研究が目的の医療施設に、臨床研究に参加できない患者がやってきたらどうなるか。もうおわかりでしょう。

臨床研究に参加できない者は国立の患者にあらず――。ああだこうだと難癖をつけて、近くの病院へ追いやるのです。

事実、国立がんセンターはあまりに多くの「がん難民」を生み出しているとマスコミや国会でも批判されましたが、あの問題の背景には、「国立」ならではという構造的な問題があるのです。

実際にこのような「患者切り捨て」の判断は医師が個々に下しているわけではありません。組織として上から「受け入れるな」という指示があるのです。

もちろん、そんな指示には従わない、という医師も皆無ではありませんが、そのような医師はほどなく冷遇され、閑職に追いやられるなどして、センターに居づらいような状況に追い込まれてしまうのです。冷遇されれば、ほかの病院へ移ったり、自分で開業をしたりするのが普通です。

かくして、「受け入れ拒否」の指示に従う医師だけが国立病院に残り、出世をしていくというわけです。このような世渡り上手の医師が「上」になるわけですから、当然、これまでと同じ方針が踏襲されていきます。

あまりに「政策医療」を推進し過ぎたことで、大量の「がん難民」を生み出した国立がんセンターは、その構造的な問題が指摘され、厚労省所管の施設機関から二〇一〇年に「独立

行政法人 国立がん研究センター」になりました。

「がん難民をつくらない」というスローガンを掲げてその対応もだいぶ変わってきたとはいえ、「国立病院」という根本的な構造的欠陥が解消されていないことから、基本的な構造は今も変わっていない、と私は考えています。

不都合な真実⑥　国立病院は旧日本軍の人事システムと体質を引き継いでいる

「国策」に随従する理由

それにしてもみなさんが不思議に感じるのは、「国立病院」だからといって、なぜここまで硬直した組織になってしまうのかということではないでしょうか。

医師というのは、サラリーマンのように組織に忠誠を誓うものではありません。人命を扱うというその使命もあり、「神」に自らの行動規範を誓い、良心と信念に基づいて行動するものです。

そのような人間が多く集まっているのだから、いくら役所から政策だ、方針だと口うるさく命じられたところで、患者に寄り添う組織になっているはずですが、現実にはその真逆で、「国の政策医療」に無思慮に従うという、ガチガチの官僚社会となってしまっています。

なぜこのようなことが起こるのでしょうか。実はこの答えこそ、本書のもうひとつのテーマでもある「日本の近代史」が関係をしているのです。

みなさんはそもそも「国立病院」がどういう経緯で生まれたのかをご存じでしょうか。それは、「国立病院」の立地に着目するとおのずと見えてきます。

たとえば、東京二三区内には三つのナショナル（国立高度専門医療研究）センターがあります。

一つ目は新宿区戸山にある「国立国際医療研究センター」、二つ目が世田谷区大蔵にある「国立成育医療研究センター」。そして、三つ目がかつて私も在籍をしていた築地の「国立がん研究センター」です。

東京になじみのない方はご存じないかもしれませんが、戸山といえば、集合住宅が建ち並ぶ文教地区として知られています。大蔵は世田谷というだけあって閑静な高級住宅街。そして、築地といえばやはり活気のある築地市場が思い浮かぶことでしょう。

そんな一見、なんの関連性もない三つの場所ですが、実はあるひとつの共通点があります。それはこれらの三ヵ所はいずれも戦前は、旧日本軍の施設があった場所だということです。

戸山はかつて戸山ヶ原と呼ばれ、歩兵戦術などを教える軍人養成機関「陸軍戸山学校」などの施設や射撃場が並んでいました。大蔵の一帯も軍施設が集中していたし、築地というのは江戸幕府の海軍施設をルーツにした日本海軍の軍事拠点だったのです。

旧日本軍と医療の深い闇

そう聞いても、多くの方は「へえ、そうだったの」という感想を抱くくらいかもしれません。大空襲によって焼け野原になった東京では、その後にできた大きな公園などがかつて旧日本軍の施設だったというのもよく聞く話です。

しかし、この話にはまだ続きがあります。

「国立病院」というものが軍事施設跡地にあるのは、単に土地を流用したからではありません。「国立病院」が「軍の病院」だったからなのです。

まず、「国立国際医療研究センター」というのは、旧国立病院医療センターと旧国立療養所中野病院が統合して発足したものです。

では、旧国立病院医療センターというのがもともと何かといえば、「国立東京第一病院」と呼ばれる施設でした。この病院は戦後にできたもので、かつては「陸軍東京第一衛戍《えいじゅ》病院」と呼ばれ、陸軍の駐屯部隊の健康管理や治療を専従でおこなうところでした。

では、「国立成育医療研究センター」はどうかといえば、こちらも二〇〇二年に国立大蔵病院と国立小児病院が統合したものです。国立大蔵病院の前身は、「東京第四陸軍病院」、国立小児病院も「東京第二陸軍病院」となっています。

ここまでくればもうおわかりでしょう、「国立がん研究センター」の前身は、一九〇八年に港区芝から移転してきた「海軍軍医学校」なのです。

これは〝たまたま〟ではありません。

実は東京に限らず、全国の「国立病院」や「国立療養所」というものの大半は旧日本軍の施設をルーツにもっているのです。

日本を軍国主義へと暴走させ、破滅に導いた旧日本軍と、国民の命を救う医療施設というあまりのギャップに驚くかもしれませんが、実は戦後日本の医療を支えたのは、旧日本軍の医療機関だったのです。

「軍の職員」が敗戦を境に

敗戦直後、日本国内の病院の多くは戦災によってボロボロに破壊されて、ほとんどがつかいものになりませんでした。

日本の占領政策を担ったGHQからすると、これは頭の痛い問題です。

占領軍の健康管理をするため、医療施設を確保しなければならなかったからです。そこで目をつけたのが比較的、被害の少なかった陸海軍が保有する医療施設でした。

当時、全国には一四六の軍の医療施設がありましたが、GHQはこれらをすべて厚生省へ移管させ、「国立病院」と名称も変えさせたのです。

といっても、看板を替えただけで中身は何も変わりません。建物や医療機器、そしてそこで働く職員たちも、陸軍省や海軍省の所管だった時代をそのまま引き継いで、診療を開始したのです。

つまり、ちょっと前まで、「お国のため」と医療に従事していた「軍隊の職員」が、ある日を境にして、急に「国民のため」に医療を提供する「国立病院の職員」に転身したというわけです。

恐らく、みなさんにはここでひとつの疑問が浮かぶことでしょう。軍施設から国立病院へ変わったといっても、そんなにコロッと切り替えることができるものなのか、と。

できるわけがありません。

天皇陛下の玉音放送を耳にしても、多くの日本人がなかなか敗戦を受け入れられなかったように、敗戦直後の「国立病院の職員」も、多くは軍隊時代の組織文化、システムを引きずってしまっていた、と考えるのが自然ではないでしょうか。

私がそう考えるのには根拠があります。「国立病院」の組織やシステムは、旧日本軍のそれと驚くほど酷似しているのです。

蔓延する「参謀システム」

かつて私がいた「国立がんセンター」を例にとってお話をしましょう。二〇一〇年に独立行政法人化して、管理職の呼称など、若干は変わりましたが、内実はほぼ同じです。本書では、独法化以前、私が働いていたころの話をします。

「国立がんセンター」のトップは言うまでもなく総長です。そして、その下に病院長、研究所長、運営局長が同格に並びます。

こう聞くと、よくある組織体制じゃないかと思うかもしれませんが、そうではありません。

この四人の中で最も権限があったのは、事務方のトップである運営局長だったのです。病院長や研究所長だけではなく、総長ですらもこの運営局長の顔色をうかがう、というなんとも歪《いびつ》な構造となっていました。というのも、実は運営局長というのは、厚労省から派遣されてくるキャリア官僚だったのです。

「国立がんセンター」の総長というのは手続き上、厚生労働大臣が任命します。とはいうものの、みなさんもよくご存じのように、本当に大臣が自分で人材を選定していることなどあるわけがなく、医系技官のトップである医政局長が決定しています。

では、その医政局長はなにを基準に総長の適性を決めているのかといえば、運営局長の報告です。

「国立がんセンター」では総長以下、すべての医師たちの人事権を運営局長が掌握していました。つまり、運営局長が黒と言えば、医師たちは白でも黒と答えるというような空気が蔓延していたのです。

キャリア官僚は一～二年で部署が替わりますから、運営局長もコロコロ替わります。そのたびに新しいキャリア官僚に嫌われぬよう、国立がんセンターの幹部たちはご機嫌とりをせねばならないのです。

このような組織と官僚の関係を聞けば、勘のいい方ならばもうお気づきでしょう。

これは、太平洋戦争時の日本の軍隊組織と、参謀本部から派遣されてくるエリート参謀との関係と瓜二つなのです。

「七三一部隊」の影

先の戦争で、日本では軍人という「闘いのプロ」をまとめあげる軍司令官のもとに、中央の大本営より「参謀」という人々が送り込まれていました。作戦立案や、アドバイスをおこなうという立場ですが、その役職以上に絶大な権力がありました。

彼らは、厳しい学科試験をくぐり抜けて陸軍大学校などを卒業した秀才揃いで、いずれは高級司令官になるという道を約束された将来有望なエリート。つまり、ここで彼らの機嫌を損ねれば、軍隊内で干され、出世の道も閉ざされるというわけです。

誰も異議を唱えることができないエリートほど恐いものはありません。参謀の多くが軍隊の中で増長し、時に暴走を始めます。その代表が、満州事変における石原莞爾《かんじ》・陸軍中佐（後に中将）や、ノモンハン事件における辻政信《つじまさのぶ》・陸軍少佐（後に大佐）です。

話をまとめましょう。

「国立病院」のルーツは戦前の旧日本軍の医療施設であり、建物や職員がそのまま流用されました。人が同じならば、そこで運用される人事システムも変わりません。その最たるものが、中央から派遣されるエリートが権力を握り、それに服従するという「参謀システム」です。

「国立病院」はこれを戦後六〇年にわたって継続してきました。その結果、世界でも他に例をみない「軍隊的性質をもつ医療施設」が存在するというわけです。

当たり前の話ですが、軍隊というのは個人よりも「国家」を優先します。事実、軍医は、目の前で苦しむ患者を救うよりも、国家のために闘える兵士を治療します。医師としての矜持、生命の尊厳などは、「国家」というあまりにも巨大な組織を前にして、いともたやすく吹き飛んでしまうのです。

その最悪の例が、「七三一部隊」です。陸軍軍医中将の石井四郎博士が部隊長をつとめた通称・七三一部隊（正式名称・関東軍防疫給水部本部）は、兵士の感染症などを研究するためという名目で、数々の人体実験をおこなっていたことがわかっています。

医師が人間よりも、「国家」を優先すると、とんでもない暴走を始めるという典型的なケースではないでしょうか。

歪んだ使命感

このように考えると、国立病院で軽症患者だけを受け入れる理由もおのずと見えてきます。

国立がん研究センターは組織的に進行がん患者を切り捨ててきました。

ただ、医師たちはなにも、めんどくさいとか、治療が失敗したらイヤだ、といったくだらない理由で進行がん患者の受け入れを拒否していたわけではありません。先ほども申し上げたように、臨床研究に参加できるか否かという基準でふるいにかけていたわけです。

とはいえ、これも普通の医師ならば心が痛まないはずがありません。

同じ研究機関である大学病院でも臨床研究を優先する風潮があるため、重症患者の受け入れを拒否するというケースは少なくありません。医師も後ろめたい気持ちをもちながら、どうにかお引き取り願おう、という調子で受け入れを拒否しますが、国立病院の医師たちは違います。

ごく当たり前のように、重症患者を断り、本人も周囲もそれを当たり前のようにとらえているのです。

人の命を救おうと医師の道を志した人間に、なぜそのような冷徹な判断ができるのか。それは彼らが日本軍の軍医たちと同じく「国家のため」という強い使命感に突き動かされているからです。

厚労省から送り込まれた参謀が掲げる「新規治療の開発」というスローガンのもとに、「国の政策医療」をがむしゃらに推進しているわけです。それが国家のためになり、ひいては患者のためになると信じて。

そんな医師たちの姿が、「一億総玉砕」というスローガンを掲げて、国民を力ずくで鼓舞していた帝国軍人と妙に重なって見えるのは私だけではないはずです。

「名門国立病院は軽症患者ばかりを集めたがる」という不都合な真実は、日本の医療がかつての日本軍のように個人の命よりも「国家」を優先しているということを我々に教えてくれているのです。

第四章　東日本が医療過疎に陥る「国家一〇〇年の大罪」

不都合な真実⑦　戊辰《ぼしん》戦争で政府に反逆した地域は医師不足になっている

住民増＝病院増という幻想

誰もが平等に受けることができるはずの「医療」というものが、実は住んでいる地域によって大きな格差が生じてしまっている。

このような問題は「医療偏在」や「医師偏在」などと呼ばれており、かつては「都会は医師が多くて、田舎には医師が少ない」という単純な問題としてとらえられていました。しかし、爆発的に人口が増加している都会のベッドタウンも、かなり深刻な状況にあるということが徐々にわかってきています。

このような「死角」がなぜ生まれてしまったのかといえば、ひとえに医療に対する「幻想」が大きいからではないでしょうか。

マンションなどの建設ラッシュでどんどん新しい住人が増えていけば、自然に病院が増えて、自然に医師も集まってきて、医療体制も充実する——。

「街づくり」を推進する自治体や地元政治家、そして開発業者は往々にしてこのような「好循環」を思い浮かべますが、現実はそんなに甘くありません。

　産婦人科医療に象徴されるように、訴訟リスクや労働環境の悪化などもあり、これまで地域医療を担ってきた個人の開業医など、小規模病院がどんどん撤退しています。診療報酬が大幅に減額されている現在、大病院といえども経営をしていくのが非常に難しい状況なのです。

　つまり、都市開発のペースと、医療インフラを整備できるペースとで大きなギャップが生じてしまっているのです。

　このボタンのかけ違いは、すでに高度経済成長期から始まっていますが、これまではそれぞれの地域の大規模病院の医師や看護師たちが「根性」で乗り切ってきました。救急医療に携わる者たちが、何日も家に帰れず病院に連泊して治療にあたるように、現場の人間たちの負担を重くすることでどうにか維持をしてきたのです。

　それがいよいよ耐えきれなくなり、ガラガラと崩れてきているというのが現在の状況なのです。二〇〇八年一〇月に起きた「墨東《ぼくとう》病院妊婦たらい回し事件」はその象徴ともいえるような悲劇ですが、これはなにも東京に限った話ではありません。

「地域医療崩壊」という観点から言えば、東京よりもその周辺の埼玉、神奈川、千葉、茨城という四県のほうが遥かに深刻なのです。

ブラジルやトルコよりも深刻

図1（平成二二年医師・歯科医師・薬剤師調査）をご覧ください。
これは人口一〇〇〇人あたりの医師数を割り出したものの全国版です。これを見ると、医師が少ないワースト3が関東に並んでいることがわかっていただけるのではないでしょうか。

埼玉と千葉、そして茨城です。

日本で最も医師が少ない都道府県である埼玉は、トルコやブラジルの平均数値よりも下回っており、ほぼ同じ水準なのが中華人民共和国です。
経済発展著しい中国は医療インフラも整備されてきたというイメージかもしれませんが、厚生労働省の「2010～2011年海外情勢報告」によると、中国の二〇一〇年末の人口一〇〇〇人あたりのベッド数は三・五六床と、日本のおよそ四分の一。医療が整ってきたというのはあくまで一部の大都市の話であって、地方部などは深刻な医師・病院不足に直面し、社会問題となっています。

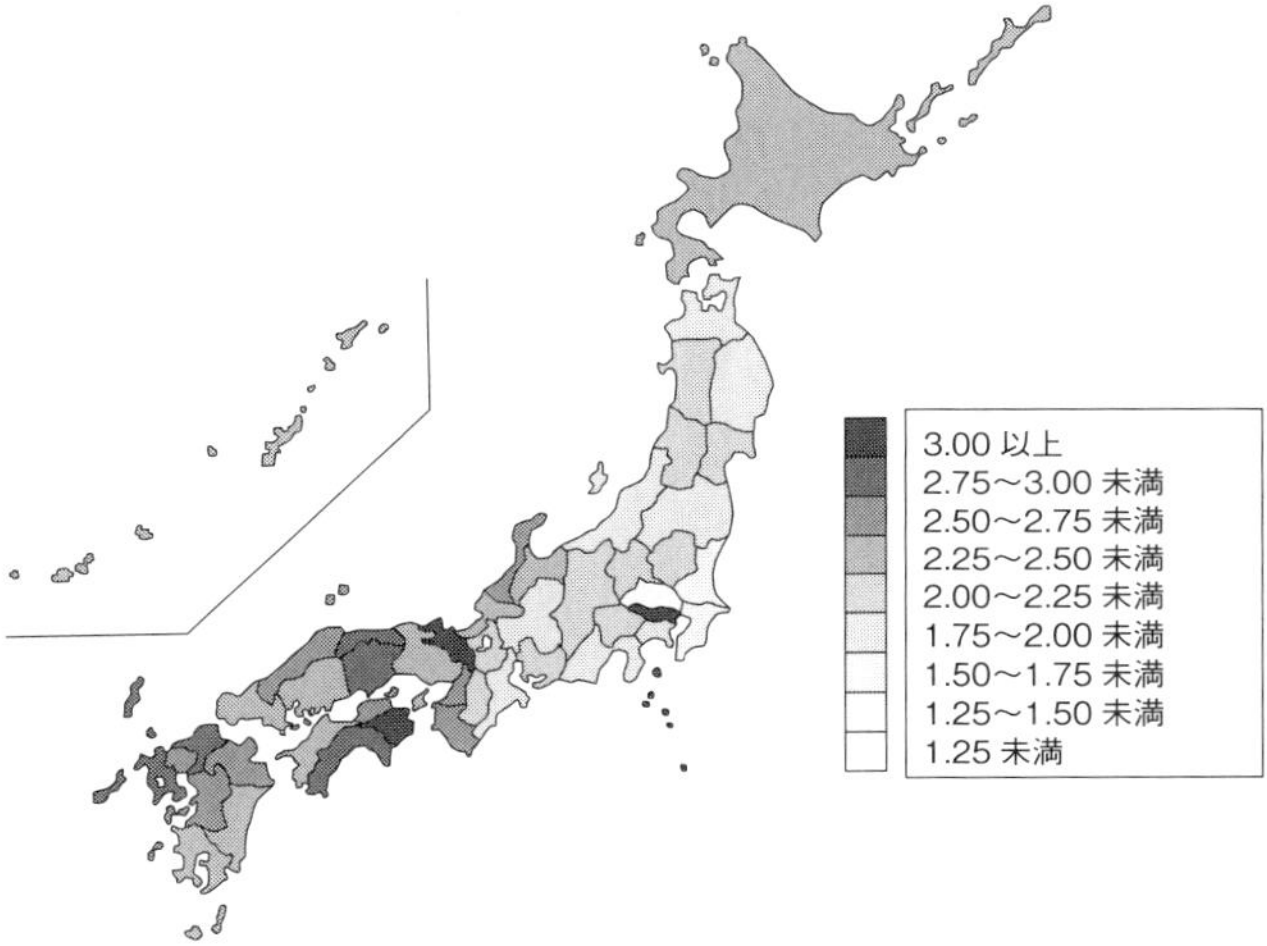

図1 各都道府県の人口1000人あたりの医師数 2010年現在。平成22年医師・歯科医師・薬剤師調査より

そんな中国と医師数の割合が同じ。もちろん、医師の数だけで、そこで提供される医療のレベルを語れるわけではありません。ただ、この「現実」を我々は重く受け止めなくてはいけないのではないでしょうか。

事実、この少ない医師数は埼玉や千葉などの地域医療に対して、まるでボディブローのようにじわじわとダメージを与え続けています。

たとえば、埼玉では県庁所在地の基幹病院「さいたま赤十字病院」が二〇一二年六月に小児科の専門外来の新規受け入れを停止しました（二〇一三年四月より再開）。これは小児科医全員が退職の意向を表明したからというのが理由でした。

千葉でも二〇〇八年、医師不足と経営難から銚子《ちょうし》市立総合病院が休止（二〇一〇年銚子市立病院として再開）したことが大きな話題になったほか、近年も松戸でやはり医師が確保できないという理由から民間病院が二つ閉鎖しています。

水戸市の医師数は離島以下

ここでみなさんが不思議に思うのは、なぜ東京という大都市に近接する三県がことごとく「医師不足」に悩んでいるのかということではないでしょうか。

これは単なる偶然ではありません。茨城県を例にして、その原因を見ていきましょう。なぜこの地を引っぱり出したのかというと、医師が増えることがない構造的な問題と、その元凶が何かということを非常にわかりやすく示しているモデルケースだからです。

茨城県の人口一〇〇〇人あたりの医師数は一・六人。全国平均はもちろん、ブラジル（一・八人）にも及びません。そんな茨城の医師数を細かく地域別で見ていくと、恐らく誰もが注目をするのは「水戸市」でしょう。

ご存じのように、県庁所在地であり、県内で最も人口が多い茨城第一の都市ですから、ここはさすがに医師数が多いのではと思うのではないでしょうか。

しかし、水戸市を含む地域の医療圏は、人口四七万人に対して、医師の数は九九六人（一〇〇〇人あたり二・〇人）。ブラジルにはどうにか勝りましたが、やはり日本の全国平均（二・三人）を下回っており、メキシコと同じ水準です。

これは日本の地方都市のなかでもかなり「異常」ともいえる数値です。たとえば、「医療過疎地」としてたびたびマスコミの引き合いにだされる岩手県ですら県庁所在地の盛岡市では四・一人という数値なのです。

しかも、日立、常陸太田・ひたちなか、鹿行と茨城県内で医療圏の範囲を広げてみると、人口一〇〇〇人あたりに医師が「一・四人」というさらに驚くような実態が浮かび上がります。これは長崎の五島市の「一・九人」の足元にも及びません。

つまり、茨城県において、県庁所在地を中心とした経済・工業の中心部で暮らす人たちに提供されている医療というものは、医師数という基準で見ると、日本の離島地域よりも下回っているということなのです。

つくば市だけが孤軍奮闘

県内最大の都市で最も人口も多く、県庁をはじめとする行政機関も集中している。大企業も多く進出し、マンションなどの住宅も整備されている。にもかかわらず、なぜ医師だけが足りていないのでしょうか。

その謎を解くためには、茨城県全体を俯瞰《ふかん》して見なくてはいけません。水戸を中心とする経済圏を筆頭に、各地域が離島並みの医師数という惨状が九〇パーセント以上を占めるなか、唯一全国平均を上回っている地域があります。それは、つくば市周辺です。

医療過疎地・茨城のなかで「つくば市」だけが孤軍奮闘できている理由——。答えは「つくば」にあって「水戸」にないものを思い浮かべていけば、おのずと見えてきます。みなさんには、もうおわかりではないでしょうか。

そう、つくば市の医師数が多いのは、この地に「大学病院」があるからなのです。

国立筑波大学には「医学群」という「医学部」に相当する医師養成機関があり、筑波大学附属病院という大学病院も併設されています。大学病院というものが地域の医療ネットワーク構築において、非常に大きな役割を果たしているのです。

え？　水戸にだって国立茨城大学があるんだから医学部があるんじゃないのと思う方もいるかもしれませんが、茨城大学には医学部はありません。

なぜそのようなことになってしまったのかというと、それは国立病院と同様にその成り立ちに、「国家」というものが大きく影響をしているからです。

水戸藩の内戦の影響

国立茨城大学は一九四九年、戦後の学制改革で、水戸高校、茨城師範学校、茨城青年師範学校、多賀工業専門学校を包括して設置されましたが、そのなかで核となったのが水戸高校です。

水戸高校は一九二〇年に設立された「官立高校」と呼ばれるもので、水戸藩校「弘道館」の蔵書を引き継ぎました。幕末に詳しい方ならばご存じでしょうが、「弘道館」といえば、明治維新の原動力にもなった「水戸学」の舞台となった江戸時代末期の名門教育機関です。

武道や歴史学はもちろんのこと、医学・薬学・天文学・蘭学などの当時の最先端科学の研究もおこなっていました。他県に目を向ければ、鹿児島、山口、岡山など、名門藩校が大学医学部へ発展したケースは珍しくありません。「弘道館」をルーツにもつ水戸高校に「医学部」があって然り、のはずですが、なんとこのような自然科学研究は明治の訪れを前にぷっりと断絶してしまいます。

幕末の動乱の渦中、水戸藩のなかで、改革派の「天狗党」と保守派の「諸生党」の内紛が勃発してしまうのです。

この「内戦」が深刻化したのは戊辰戦争でのことでした。ここで会津藩に合流した「諸生党」は朝敵となり、会津・北越戦争後に水戸で待ち構えていた藩政府軍と、「弘道館」を舞台にして戦いを繰り広げます。これがいわゆる「弘道館戦争」です。結果、「弘道館」は焼失。争いに勝利した改革派は明治維新に大きく貢献をしましたが、内戦で摩耗してしまったのか、「弘道館」は再建されることはなく、新しい時代の訪れとともに、脈々と受け継がれてきた自然科学研究の流れが途切れてしまうのです。

これは「賊軍」とされた会津の「日新館」という優秀な藩校が焼失し、明治政府になってからその流れが断絶されたのと非常によく似ています。

「反逆者」と医学部の関係

この〝遅れ〟を茨城が挽回したのは一九七三年、筑波大学に県内初の「医学部」ができてからのことです。すでに「弘道館戦争」から一〇〇年という時が流れていました。ここまで時間がかかってしまったことを、不思議と思うかもしれませんが、答えは簡単です。明治政府に逆らった反逆者を出したということで、「水戸」が干されていたからです。

明治政府に反旗を翻した地域で、「医学部」がなかなかつくられず、それがこの平成の世になって「医師不足」を招いている。

いくらなんでも、そんなバカな話があるかと思うかもしれませんが、実は茨城・水戸とまったく同じ仕組みによって、深刻な医師不足となっている都市があります。

兵庫・姫路市、埼玉・川越市、新潟・長岡市、福島・会津市、静岡・静岡市、神奈川・小田原市です。

幕末に詳しい方ならばピンときたかもしれません。これらの都市はすべて「官軍」に対抗した大きな藩があった、もしくは徳川家親藩・譜代がおさめていた地域なのです。つまり、これは国家から「反逆者」のレッテルを貼られて干されていた地域といえます。

このような評価がなされたきっかけは、繰り返しますが「戊辰戦争」です。この、およそ一五〇年前に起きた内戦によって、「医学部」の偏在が生まれ、それが明治・大正・昭和の世を経て地域に深刻な医師不足を招いているというのは、にわかに信じられないかもしれませんが、明らかな事実です。

「国立病院」というものがもともと旧日本軍の病院であり、そのスタッフや人事システムや哲学を受け継いでいるということは前にご説明しましたが、「大学病院」というものも実は江戸時代の藩校の流れを汲んでいます。

本書の冒頭で述べた、日本の医療を考えるうえで、近代史を抜きにしては語れないということがわかっていただけたのではないでしょうか。

不都合な真実⑧　東北の急性白血病患者は北陸の患者と比較してリスクが二倍

「国家のための医療」が招く弊害

ここまで読んでいただいた方には、一般的にはすべての国民が平等に受けることができると思われている「医療」というものが、実は非常に不平等であり、「国家」の方針によって大きく左右されてしまうことがわかっていただけたと思います。

大昔に政府に反抗した地域にだけ、なかなか医療ネットワークの拠点となる「医学部」をつくらせない。国策を推進してきた軍施設に「国立病院」をつくって、戦前と同様に国策医療を推進する——。

このような思想に共通しているのは、驚くほど「患者」という視点が欠落していることでしょう。つまり、「国家のための医療」なのです。

患者のことを考えていないのだから当然、患者にとって真にためになる医療が提供できるわけがありません。そして、それは生命に直結をする高度医療にもあてはまるのです。

二〇〇八年、私は日本各地の急性白血病患者に対して「造血幹細胞移植手術」の実施頻度を調査。その地域格差を比較しました。「造血幹細胞移植」とは急性白血病の治療でおこなわれるもので、現時点では進行性の急性白血病に対抗する唯一の根治療法（原因である病気を完全に治すことを目的とした治療）です。

その一方で、この移植をおこなうためには高度な専門性を兼ね備えた医療専門職が必要不可欠であることも知られています。つまり、地域ごとに高度医療のレベルを見ていくには格好の目安となるのです。

「西高東低」医療の犠牲者

この調査の結果は驚くべきものでした。急性白血病患者の「最後の砦《とりで》」ともいうべき、この移植手術の実施率に大きな「地域格差」が生じていたのです。

図2をご覧になっていただけば一目瞭然ですが、全体的に西日本の実施率が高く、東日本が低いという「西高東低」の傾向があり、それを象徴するのが北陸と東北でした。東北の実施率は三一パーセント。かたや北陸は六五パーセント。驚くことに二・一倍という格差があったのです。

先ほども申し上げたようにこの移植手術は現時点で、急性白血病に対する唯一の効果的な治療法です。それが実施されないということは、患者の生命がそれだけ危険に晒されるということであることは言うまでもありません。つまり、この調査の結果というのは、東北の急性白血病患者は、北陸の急性白血病患者と比較して、リスクが二倍も高いと言い換えることもできるのです。

住んでいる地域によって、所得などの経済的格差があるというのはまぎれもない現実です。地域経済の発展や賃金格差、物価格差、不動産や家賃格差という様々な要因から、それはいたしかたがない部分もあります。ただ、診療報酬や薬価を国家統制し、国民皆保険制度も整備され、「平等」ということをスローガンとして掲げて推進してきた「医療」でこのような格差が生じてしまう理由は、「医師数」、そして「大学病院」に代表されるような高度医療施設にあります。

人口あたりの医師数を示した図1（97ページ）をご覧ください。先ほどの「造血幹細胞移植手術」の実施頻度とも見事に重なる「西高東低」が顕著にみられています。

薩長人脈の「医療利益誘導」

また、大学病院の数という点でも明らかな「西高東低」となっています。

現在、日本には八〇の医学部があり、バラつき具合や各都道府県でも最低一つあるということから、医師数よりも偏在している印象は少ないのですが、実はそれぞれの地域の人口と

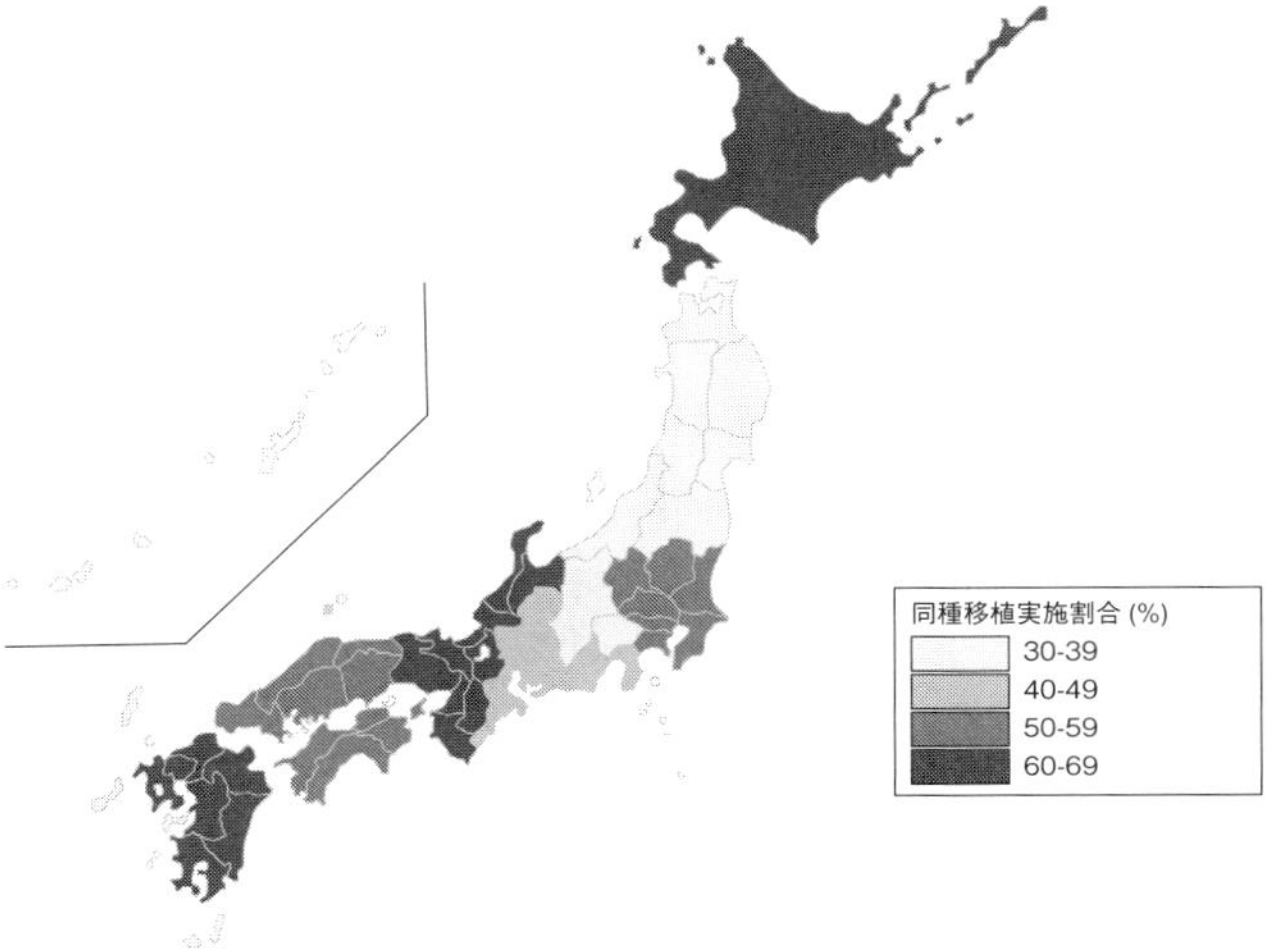

図２　地域別の造血幹細胞移植実施率　筆者らの研究チームが作成（2008年調査）

照らし合わせると、残酷なまでの「格差」が浮かび上がります。

表1の一覧を見てください。これは各地方の人口と医師養成機関の関係を示したものですが、医学部一つあたりでどれだけの人口がカバーされるのかが右端に並んでいます。

東京を除く関東が最も悲惨で、次いで北陸を除く中部、北海道、近畿、東北と続きます。

一方、人口に対して医学部が充実しているのは四国がトップです。次いで東京、北陸、中国、九州と続きます。

この原因には、高度成長期における首都圏エリアの爆発的な人口増加ということはもちろんありますが、水戸のケースで言及した「戊辰戦争」の影響も大きいと考えられます。

「戊辰戦争」によって、この国は薩長を中心とする「官軍」と、江戸幕府勢力を中心とする「朝敵」にまっぷたつに分かれました。「勝てば官軍」ではありませんが、薩長がその後、政府の中枢を占めることになるのはご存じのとおりです。そこで当時の日本を仕切っていた薩長人脈は自分たちのお膝元である西日本で優先的に近代医療のインフラ整備を進めていったのです。

歪みを生む国家のための医療

いくらなんでもそれは維新の功労者たちへの侮辱ではないか、と思うかもしれませんが、

	人口(万)	医学部数	人口/医学部
北海道	550	3	183
東北	917	6	153
東京	1320	13	102
関東(除く東京)	2932	11	267
北陸	544	5	109
中部(除く北陸)	1806	9	201
近畿	2085	12	174
四国	393	4	98
中国	750	6	125
九州	1453	11	132
全国	12806	80	160

表1　各地方の人口と医師養成機関の関係
防衛医大、産業医大、自治医大も含む

政治家が地元に利益誘導をする、という構造は今も昔も変わりません。

九州エリアにある江戸時代の藩校が、ことごとく医学に力を入れ、後に九州大学、長崎大学、鹿児島大学、熊本大学という歴史ある大学医学部へと発展していったのがその動かぬ証拠です。

一方、「敗戦国」である東北エリアでは、医学に力を入れていた優秀な藩校もすべて潰されてしまいました。重ねますが、東北に高度医療機関が少なく、急性白血病患者が危険に晒されていることの遠因には、一〇〇年以上前の政治家たちによる「偏った医療政策」があるのです。

医師や医学部が西日本に偏在している。それどころか治療に関しても西日本のほうがより高度な医療サービスを受けることができる——。

このような「西高東低医療」という現象は、この国の医療が「患者」というものをないがしろにして、なによりもまず「国家」のために推進されてきたということの動かぬ証拠なのです。

そこで次章では、このような「国家のための医療」がこれまで同様に進められていった場合、みなさん一人一人の人生にどのような問題が起きてくるのか、という「未来」に目を向けていきましょう。

第五章　暗澹たる医療の未来

不都合な真実⑨　二〇年後、郊外の高齢者は「通院ラッシュ」に揺られて都心の病院へ通う

二〇三五年のシニアの生活

ここまで本書では、主に三つの大きなテーマに沿ってお話ししてきました。

ひとつは、昨今問題になっている製薬会社と大学研究者の癒着構造に象徴されるように、医療の世界にも「原子力ムラ」ならぬ「医療ムラ」が存在し、その遠因には「中医協」という国家による医療の価格統制システムがあるということ。

そして二つ目は、みなさんの多くが先端医療を受けることができる施設だと勘違いしている「国立病院」というものが、旧日本軍を前身とする「国策医療推進施設」であり、患者のためではなく国家のための医療を推進していること。

そして三つ目が、西日本と東日本で医師や高度医療機関の数に「格差」が生じてしまったのは、戊辰戦争という「内戦」の影響で、政府の医療インフラ整備が偏ってしまったことが大きいということ。

以上の三テーマから見えてくるのは、日本の医療というものが完全に「国家」のコントロ

ール下におかれているという現実です。

では、このような「国策医療」がこのまま進んでいったら、私たちにはいったいどんな未来が待ち構えているのでしょうか。

そんなことを言われてもいまいちピンとこないなという方は、まずはご自分が「高齢者」になった時のことを想像していただくほうがいいかもしれません。

もしあなたが四〇歳ならば二〇年後には六〇歳、五〇歳なら七〇歳。六〇〜七〇歳あたりは、まだ「後期高齢者」と呼ばれる年齢でもありません。二〇年後は医療も進歩しているでしょうから、元気なシニアとして活動されているはずです。

ただ、やはり年齢的に病院の世話になることもあるでしょう。そこでもしあなたが首都圏にお住まいなら自動車で高速道路を利用したり、急行電車を乗り継ぐなどしたりして、最低でも一時間はかけて遠くの病院にまで通わなければいけなくなっているかもしれないのです。

医師の負担と「死亡者数」

首都圏のほうが「医療偏在」とか、人口あたりの医師数が足りないという問題はよくわかったが、さすがにそれは極論すぎると思うことでしょう。

今だって地域には大きな病院だってある。駅前にはクリニックだっていくつかある。そのような近所の病院がつかえなくなるなんてことあるわけがない——。

しかし、残念ながら、そんな〝ありえない未来〟がやってくることを明確に示すデータがあります。

図3は、東京大学医科学研究所ヒトゲノム解析センターの宮野《みやの》悟《さとる》教授、井元《いもと》清哉《せいや》博士、山口類《るい》博士とともにおこなった共同調査の結果の一部です。

医師の年齢、高齢者人口を加味して、将来の必要医師数を推計したものです。なにやら小難しいなと思われるかもしれないので簡単に言えば、将来どれくらいの医師が必要で、医師ひとりあたりどれくらいの負担があるのかということを示したものです。

この調査のポイントは、医師の需要をはかるポイントとして「死亡者数」を用いていることです。

医師が緊急で対応をするのは、圧倒的に「命の現場」が多いことに異論を挟む方はいないでしょう。医師の負担を含めた医療資源の大部分というのは、死亡前の数ヵ月に求められます。つまり、緊急性のある医療需要をはかるためには、「死亡者数」と比較するほうが、より正確な未来を予測することができるのです。ちなみに、このような調査はこれまで厚労省や日本医師会はおこなっていません。

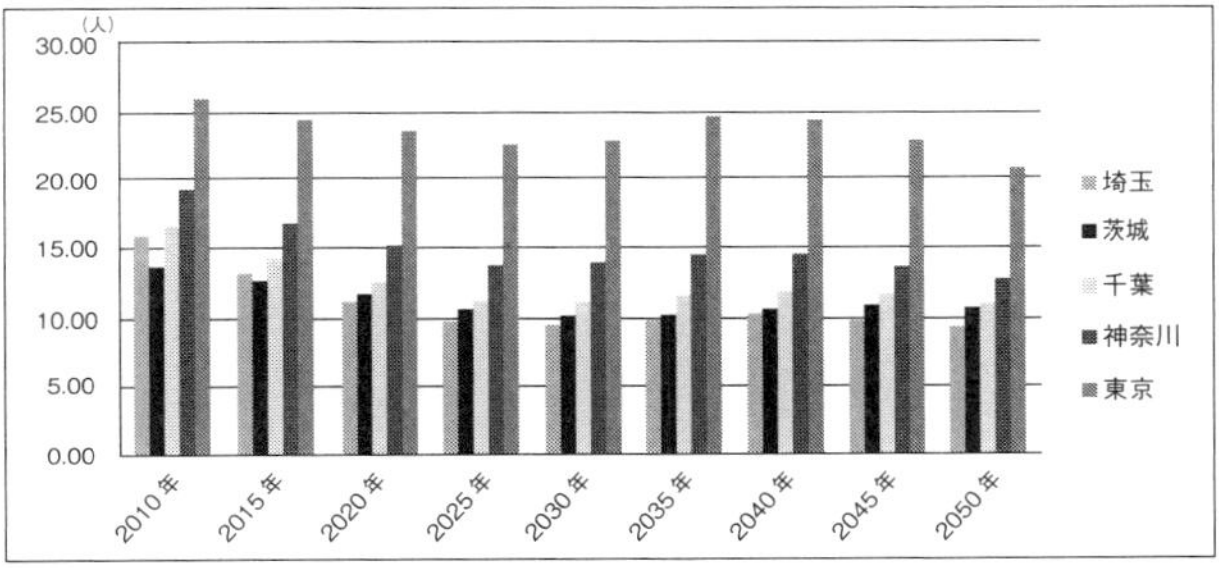

対75歳以上　人口1000人比（75歳未満医師）※単位＝人

	2010年	2015年	2020年	2025年	2030年	2035年	2040年	2045年	2050年
埼玉	15.79	13.07	11.15	9.72	9.60	9.93	10.12	9.87	9.28
茨城	13.45	12.60	11.79	10.58	10.10	10.14	10.55	10.88	10.72
千葉	16.57	14.24	12.58	11.12	11.01	11.59	11.71	11.63	11.07
神奈川	19.18	16.81	15.13	13.78	13.98	14.60	14.47	13.62	12.64
東京	26.15	24.47	23.64	22.49	23.49	24.72	24.39	22.78	20.83

図3　75歳以上人口1000人あたりの75歳未満医師数の推計
井元清哉博士（東京大学医科学研究所ヒトゲノム解析センター）作成

その結果は驚くべきものでした。なんと、現在と比較しておよそ二〇年後の二〇三五年には医師の負担は一〇パーセントも増加したのです。

医師の総労働時間は一・五倍に

そう聞くと「たいして増えていないじゃないか」と思うかもしれませんが、それは早合点です。なぜなら、この「一〇パーセント」という数字は、現在の労働環境をもとにして試算したものだからです。

多くの若者を過労死や自殺に追い込む「ブラック企業」が社会問題になっていますが、医療の現場では悲惨な労働環境がひと足先に問題になっています。

医師の平均労働時間は週約八〇時間。若い研修医などになれば九〇時間などザラにあります。人を助けることを目的としてこの道を志した医師とはいえ、これではさすがに心身の限界です。しかも、医師の過重労働が問題なのは、それがそのまま医療の安全をおびやかすことに直結するからです。

医師も人間ですから、当直の徹夜明けで睡眠不足ならばミスも出やすくなります。そこで、頻発する医療事故や医療過誤を受けて、医師の労働環境をせめて欧米並みの水準に近づけるべきではないかという動きがではじめているのです。

では、欧米の医師の平均労働時間はどれくらいかというと、週五〇~六〇時間。つまり、現在よりも二〇~三〇時間も減らさなくてはいけないのです。このことを加味して、つまり現状がすでに過重労働という実態を踏まえて欧米並みの労働時間を基準に先ほどのシミュレーションをしてみると、「医師の必要総労働時間」は五五パーセント跳ね上がりました。

つまり、総労働時間が一・五倍に増えるのなら、二〇三五年の医療で安全性を担保するためには、単純に考えて医師の絶対数を一・五倍に増やさなくてはいけないということです。

激増する高齢者と増えない医師

ちなみに、日本医師会や全国医学部長病院長会議によれば、二〇三〇年代には医師不足は解消し、医師余りが実現しているそうです。

その根拠は日本の「総人口」に対する「医師数」です。この結果が一〇〇〇人あたりの医師が三・〇人になるので、ＯＥＣＤの基準に達するというのです。先ほども述べたように、彼らの試算は、「死亡者数」という医療現場の現実を反映した数値で考えられていませんし、医師の年齢も考慮していません。また、宮野教授のような情報工学の専門家は関わっていません。

どちらの調査が「未来」を映し出しているのかは明らかでしょう。

このような基本的な流れをふまえて、より細かい地域ごとに見ていきましょう。図４は共同研究を進めている東京大学医科学研究所の湯地晃一郎《ゆじこういちろう》特任講師らのグループが、二〇一〇年時点と二〇三五年時点での医師と死亡者数を首藤圏近郊都県ごとに割り出したものです。

これを見ていくと、まずは首都圏近郊の死亡者数の伸びに驚かされるのではないでしょうか。率にしてもっとも高いのが埼玉で、二〇一〇年の五万二七八八人から二〇三五年には九万四四九九人と一・七九倍、神奈川も一・七六倍と続きます。東京は一・五七倍とそこまではありませんが、絶対数が多く、二〇三五年には一六万四二二五人もの方が亡くなる試算です。

日本が世界でもきわだった少子高齢化が進んでおり、超高齢社会に足を踏み入れているということはみなさんもよくご存じでしょう。高齢になればそれだけ死者が増えますので、死亡者数があがります。つまり、このグラフは、高齢者の増加率にも関係しているのです。

では、このように爆発的に増えていく高齢者たちに対して、医師数はどうかといえば、それほどの伸び率をみせていません。グラフを見れば一目瞭然ですが、絶望的に足りていない状況といえます。

大病院へ患者を紹介する斡旋元

いや、ちょっと待て、さっきから足りていない足りていないと言っているが、よく見ればどの地域も「高齢医師」（六〇〜七五歳）や「女性医師」はかなり増加をしている。シニアと女性の力を活用することで、高齢患者の増加に対抗できるのではないか、と思うかもしれません。

たしかに、なかでも「高齢医師」の伸び率はきわだって高くなっています。東京では三倍を超えているし、神奈川では二・七九倍、千葉では二・四七倍、埼玉も二・四一倍です。高齢患者が増えているのならば、同じように増えている高齢医師に診療をさせればいいというのは一見すると理にかなっています。

しかし、ここに「大きな落とし穴」があります。実は高齢医師が、シニアになったみなさ

図4 2010年と35年の医師数と死亡者数

「男性医師」「女性医師」はそれぞれ24～59歳の医師、「高齢医師」は60～75歳の男女医師の数。

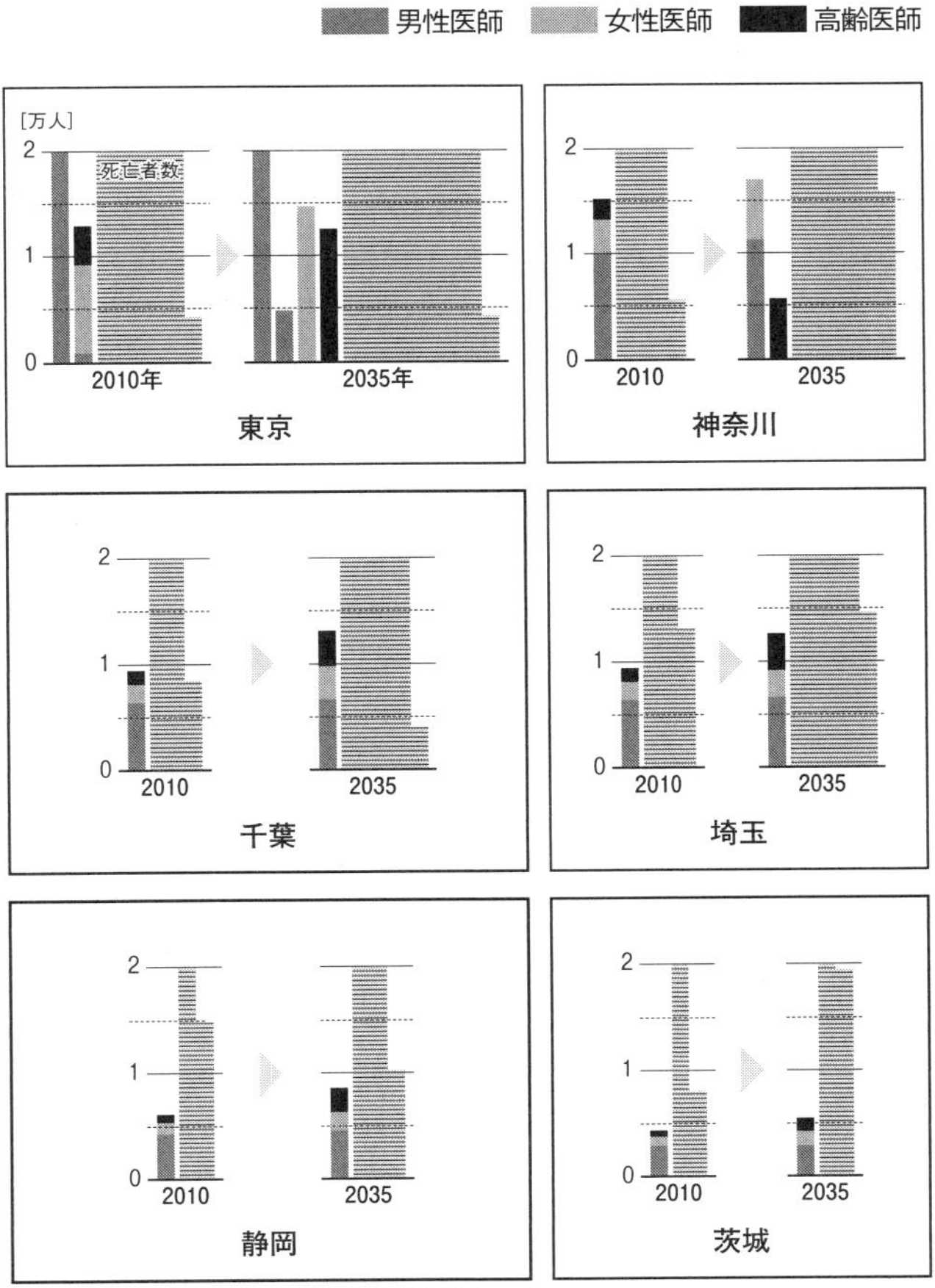

んが求める医療を提供できない不安要素が三つあるのです。

まず、ひとつ目は多くの人が先端医療を求めて訪れる大きな病院に、高齢医師はあまり関係がないということです。

多くの医師は年齢があがっていくと「勤務医」から独立し、「開業医」になります。地域医療のネットワークや高度医療を提供する大学病院や大規模病院から離れて「個人商店」になってしまうのです。

医師の収入やワーキングスタイルが劇的に変わらない限り、このような傾向は二〇三五年も続いているでしょう。つまり、高齢医師が増えたとしても、多くのシニア患者が押し寄せる大病院の「勤務医不足」はさほど好転をしない可能性のほうが高いのです。

では、開業している高齢医師がたくさんいるということなのだから、彼らが地域医療を支えればいいじゃないかと思うことでしょうが、ここで二つ目の不安要素が関係してきます。

開業している高齢医師では、先端医療や専門性の高い医療が提供できず、結局は地域の大きな病院に患者を「紹介」するという斡旋元になってしまう恐れが強いのです。

高齢医師が週七〇時間働けるのか

これはなにも高齢医師がダメだとかそういう話ではなく、「開業医」というもののスタンスに関係します。

開業医というのはオールラウンドプレイヤーにならなくてはいけません。そうなると、先端医療や専門性の高い医療などの知識を吸収したり、技術を習得したりする時間もありませんし、医療設備への投資もできません。つまり、ベーシックな診断と治療を施すことしかできないので、結局は、勤務医不足で待合室があふれ返る大病院へ、「紹介状」を書いて新たな患者を送り込む役割にまわってしまうのです。

このように聞くと、こんな解決策を考える人もいるかもしれません。高齢医師の多くが開業医になるとしても、開業しない高齢医師だっているはずだ。そういう人々を大病院が大量に採用すればいい。一般企業では、リタイアをしたシニアを積極的に再雇用して人材活用をしているじゃないか――。

悪くないアイディアですが、やはり不安要素があります。図5をご覧ください。これは、病院勤務医の一週間の平均労働時間です（厚労省第一二回医師の需給に関する検討会資料より）。

勤務医の労働は週平均七〇・六時間。二〇代の若い男性医師などは八〇時間以上という昨今問題になっている「ブラック企業」並みの水準で、過労死の危険が高まるレベルです。では、病院勤務の「高齢医師」はどれくらい働いているのかといえば、男性医師で六〇時間弱、女性医師は五〇時間弱にもなるのです。

もちろん、これは経営層などになって現場の第一線から離れているということが大きいですが、加齢による肉体的な衰えも無関係ではありません。

医師はハードな肉体労働です。高齢医師をいくら補充したところで、二〇代の医師のように働いてくれなければ、この深刻な状況の解決にはなりません。つまり、大病院に高齢医師が増えたところで、患者であるみなさんに安全で質の高い医療を提供できるとは限らないのです。これが三つ目の不安要素です。

「ちょっと具合が悪い」と後回し

それは昨今増加している「女性医師」も然りです。以前に比べて女性医師が増えて、さまざまな医療現場で活躍しているのはご存じのとおりですが、医師として一生涯医療現場で働いていただくためには、出産のため、当直などの長時間勤務などの免除も、ある期間には考慮すべきでしょう。医師だからといって、妊娠すらできない社会など健全ではありません。

産休や育休、子どもが幼い期間は時短など……このような施策を当たり前のように実現するとなると、「女性医師」の増加も残念ながら圧倒的な医師不足を根本から覆すような要素にはなりえないということです。

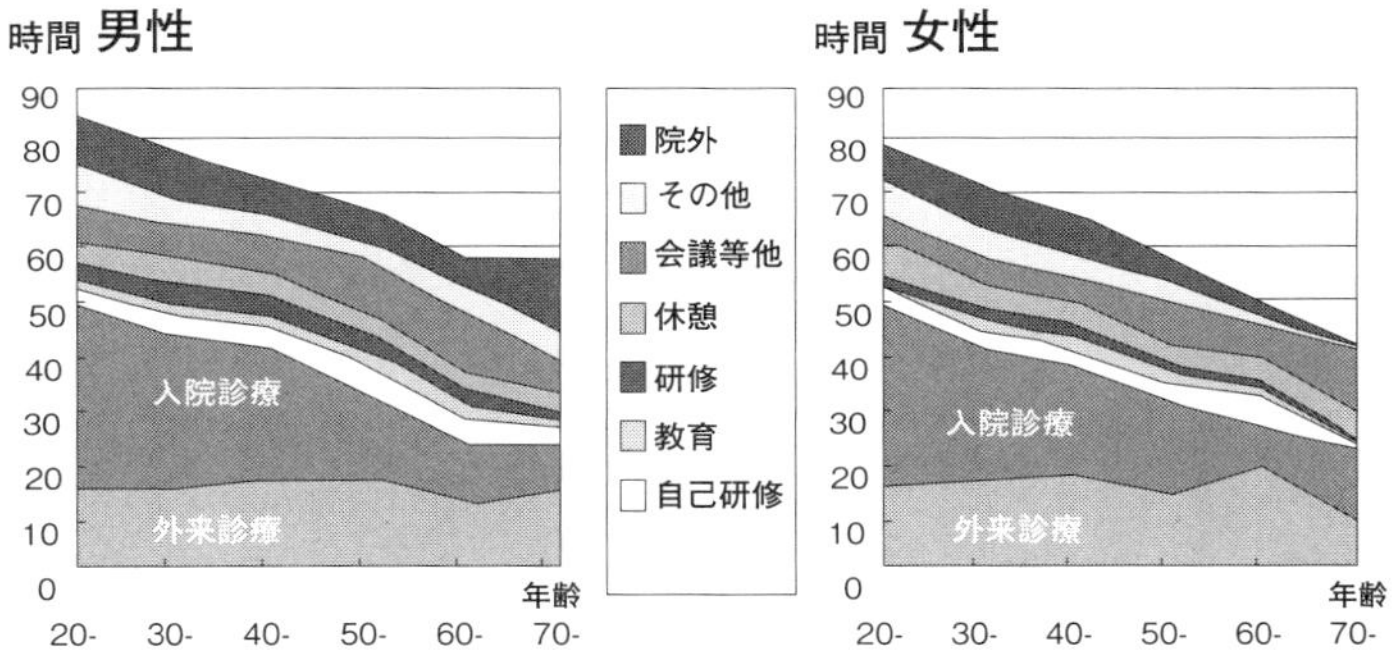

図5 過酷な医師の勤務実態
病院勤務医の1週間の平均労働時間（院内外）。厚労省第12回医師の需給に関する検討会資料より。2006.3.27

そうなると、高齢医師や女性医師が増えるとはいえ、二〇三五年の医療は、二〇一四年現在より急激に悪化しているという結論にならざるをえません。

ふだん大病院になどかからない方はあまりご存じではないと思いますが、すでにこれらの地域の中核医療施設である大学病院や国立病院の待合室には、高齢者が溢れ返っています。朝一番に受付をすませ、延々と待ち続けて診察をしてもらうのは昼にさしかかるところということも珍しくありません。

二〇年後はこの状況がさらに悪化します。朝一番で受付をしても、診察してもらえるのは翌日ということにもなりかねません。このように地域医療が完全にパンクしている今、診察を優先されるのは緊急性の高い患者になります。高齢者においても、経過観察が必要な症状の方や、杖や車椅子を利用される歩行困難者が優先されるということは容易に想像できます。

そうした状況のなかで、最も後回しにされるのは、基本的には元気ですが、「最近ちょっと具合が悪いので診てくれないですか」という患者です。もうおわかりでしょう、それは二〇年後のみなさんの姿です。

一日がかりの通院で疲労困憊

では、地域を代表する大病院からはじき出されたみなさんはどこへ向かうのでしょうか。若くてまだそれほど健康面に不安のない方ならば「面倒臭いから近くの小さなクリニックで診てもらうか」という選択になるかもしれませんが、少しずつ肉体の衰えや不調を感じる六〇～七〇代となればどうでしょう。やはり治療施設が整って、医師も多くそろっている大病院を目指すのではないでしょうか。

そうなると首都圏、特に東京郊外にお住まいのみなさんが目指すのは都心の大学病院しかありません。

病院の受付時間は朝ですから、みなさんが診療を受けるとなると、ちょうどサラリーマンの通勤ラッシュに巻き込まれます。その上、まわりには自分のように都心の大学病院を目指すシニアがたくさん。少子高齢化の人口減で通勤ラッシュが緩和されるかと思いきや、高齢者の〝通院ラッシュ〟が重なって、郊外から都心へ向かう電車は今とほとんど変わらぬ混雑具合になることでしょう。

定年退職でようやく解放されたのに、病院へ通うためにまた満員電車に揺られるのか、と今からげんなりされる方も多いかもしれませんが、苦難はまだ続きます。

都心の大学病院も爆発的に増える高齢者の受け入れをしなくてはいけません。結局、病院でも診療を受けるためには長蛇の列ができており、医師の顔を見るまでに何時間も待たされ、薬をもらって家路につくときには再び帰宅のラッシュに巻き込まれ、自宅に戻る頃には疲労困憊というところでしょう。

このような「近未来」はなかなか受け入れ難いかもしれません。「市民病院などの医療施設も充実」というようなセールスポイントで郊外のベッドタウンにマイホームを購入された方などはなおさらでしょうが、これが二〇三五年の医療の「現実」なのです。

不都合な真実⑩　二〇年後の医療はテレビ局入社並みの超コネ社会になる

後期高齢者は二倍の危険に

なんとも暗い気分になってきたところで追い打ちをかけるようで心苦しいのですが、実は二〇三五年にみなさんを待ち構えている厳しい現実はこれだけにとどまりません。

ここまでお話しした近未来は、みなさんが「元気なシニア」だと仮定したものですが、ではもう少し年齢を重ねてあちこちに悪いところが見つかって、「元気ではないシニア」になるとどのような状況になるのでしょう。

残念ながら、それは「悲惨」の一言に尽きるようなものになるかもしれません。

先ほど東京大学医科学研究所ヒトゲノム解析センターの宮野悟教授、井元清哉博士、山口類博士とおこなった共同調査の結果、二〇三五年の医師が現在に比べて一〇パーセント負担が増え、欧米並みの週五〇〜六〇時間勤務を基準とした場合、必要総労働時間が五五パーセント増にもなるというお話をしましたが、実はあれにはまだ続きがあります。

先ほどの基準である「死亡者数」を「七五歳以上の後期高齢者」に限定してみると、なんと現在に比べて四五パーセントの負担増、さらにこれで欧米並みの週五〇～六〇時間勤務を通常として適用すると一〇五パーセントの負担増と、驚くべき跳ね上がりを見せるのです。

これはどういうことかというと、二〇三五年の後期高齢者は、現在の二倍以上の医師がいなければ、現在と同じ水準の医療を受けられないということです。それが実現不可能だということは、先ほどの各都県の医師の増加数をご覧になっていただければよくわかると思います。

つまり、この数値は二〇三五年の日本では後期高齢者の医療は、今より二倍、危険に晒されていると言い換えることができるのではないでしょうか。

看護師の労働量はアメリカの八倍

では、いったいどれくらい危険になるのか。その目安になる現在の医療の安全がどうなのかということを知らねばいけません。

まず初めに結論から言ってしまうと、日本における医療の安全性は高くありません。いや、むしろ欧米の水準と比較して四分の一ほどという恐ろしいほどの「医療安全後進国」と言えるのです。

たとえば、患者の安全性に大きく関わってくる看護師から見ていきましょう。

世界的な医療の常識として、看護師が多ければ安全性が高いとされています。もちろん数が多ければいいというものではありませんが、一人の患者につき一日あたりの看護師数が一人増えるほど、外科病棟での死亡率が一六パーセント下がるというデータもあります。

では、世界の先進国では一〇〇床あたりの看護師数がどれくらいなのか、見ていきましょう。「OECD Health Data 2010」によれば、アメリカが三四四人、イギリス二八〇人、カナダ二六三人、イタリア一八四人、ドイツ一三〇人、フランス一一五人となっています。

こうくれば、日本も一〇〇人くらいかなと思うかもしれませんが、そんなものではありません。なんと四三人（病院報告）しかいないのです。アメリカの八分の一です。

同様の傾向は、患者死亡率との相関関係も統計学的に示されている「病院薬剤師」の数にも如実にあらわれています。同じく一〇〇床あたりの病院薬剤師数はアメリカが九・八人ですが、日本では二・七人しかいないのです。

これは一体どういうことでしょう。日本の看護師や薬剤師が欧米の看護師や薬剤師に比べて、何倍も優秀だということでしょうか。看護師数からいえば、仕事のスピードが速く、一人が八人分の仕事をこなしてしまうということでしょうか。

日本の病院は欧米より超危険

冷静に考えても、そんなことがあるわけがありません。つまり、データを見るかぎり、日本は欧米と比較して患者を何倍も危険に晒しているのです。

それはつまり、日本の医療というものが、実は現場にいる看護師や薬剤師たちの「根性」と、命を削るような重労働のうえに成り立っているという現実を示しているのです。

看護師や薬剤師を含む病院従事者のことを「コ・メディカル」と呼びますが、このようなコ・メディカルが圧倒的に少ないというのが日本の医療システムの特徴と言ってもいいでしょう。

一九九〇年代からアメリカやイギリスでは、医師がより治療に集中できるような環境づくりをおこなうということで、病院従事者を増やし、一〇〇床あたりだいたい五〇〇人以上、ドイツとイタリアでも二〇〇人以上になるように目指してきましたが、二〇一〇年時点での日本は一一七人（病院報告）。もはや同じ施設とは思えないほどの「格差」があるのです。

このように医師をサポートする人々が圧倒的に足りていない状況にくわえ、医師自身も足りない。その証しに、つい最近まで日本の医師は当直のたびに約三六時間、睡眠をとらずにぶっ続けで勤務をするというのが「当たり前」となっていました。診療以外の雑務に追われ、夜間の緊急対応などに追われクタクタになっている医師に、果たして安全な手術がおこなえるのでしょうか。診療で正しい判断ができるでしょうか。

できるわけがありません。日本の医療の安全性が高くないと申し上げた理由がわかっていただけたでしょうか。これがさらに二倍に悪化した状態が、二〇三五年の日本ということです。

こんな悲劇があなたの身に

ゾッとするような未来が控えていることがぼんやりとわかっていただけたところで、ではその時代の「元気ではないシニア」に何が起きるのかをご説明しましょう。

まず、ひとつはこれまでに繰り返し警鐘を鳴らしている「たらい回し」です。二〇三五年は後期高齢者医療が医師にとって二倍の負担増ということを考えると、大病院の夜間の緊急窓口は、患者受け入れ要請でどこもかしこもパンク状態。コンサートチケットの電話予約ではありませんが、少しでも119番の通報が後にまわってしまったら、何時間も病院とつないでもらえず「お待ちください」とほったらかしにされてしまうでしょう。

そんなに不安を煽るようなことばかり言うなと思うかもしれませんが、すでに医療過疎地である埼玉などでは、その兆候はあらわれています。

二〇一三年一月、埼玉県久喜市の高齢者男性（当時七五歳）が「胸が苦しい」と119番通報しましたが、県内外二五病院から計三六回の救急搬送の受け入れを断られ「たらい回し」されるという事件がありました。約三時間後、どうにか受け入れてくれるという茨城県境町の病院に到着しましたが、男性はそこで亡くなりました。

このような「たらい回し」は患者が亡くなることで表面化しますので、実際にはもっと頻繁に起きていると考えていいでしょう。それが二倍に増えるわけですから、二〇三五年の救急医療がどのような惨状になるのかは容易に想像できます。

さらに、このような「たらい回し」にくわえて予想されるのが「ミス」の増加です。救急搬送窓口に患者が集中しているということは、そこで働く医師、看護師などに凄まじい負担がかかっているということでもあります。睡眠不足や疲労による集中力低下などが様々なミスを生む、ということとは今さら説明など不要でしょう。

運び込まれた病院の医師がこのような状態にあるかどうかというのは、患者側からすればわかるわけがありません。つまり、二〇三五年に119番通報をしても、運によって結果が大きく左右されるという非常にリスキーなものになっている可能性が高いのです。

危ない病院に搬送されない方法

このような兆候も先ほど同様、すでにあらわれています。本書の冒頭に紹介した私の祖母のケースなどはその典型です。

容態が急に悪化した祖母は、母が受け入れ可能な病院を見つけて自宅から救急車で四〇分の距離にある大阪市内の大きな病院に救急搬送されましたが、そこの担当医からは「入院の必要はありません」と門前払いにされてしまいました。

しかし、翌日、私の紹介で別の病院で診てもらったところ、肺炎であることが発覚して、その場で緊急入院となりました。もし私という医療関係者が身内にいなければ、祖母も「運の悪い高齢者」のひとりになっていたかもしれません。

このような話ばかりを聞いていると、みなさんはきっとこう思うのではないでしょうか。救急搬送が「運」に左右されるなんて冗談じゃない。どうにかして信頼できる医師のもとに搬送される方法はないものか。

実はひとつだけあります。それは私の祖母を「運の悪い高齢者」にしなかった経緯を振り返れば、おのずと見えてくるのではないでしょうか。

祖母が適切な病院へ搬送され、「肺炎」という適切な診断がなされ事なきを得たのは、私という医師がいたからです。この医師が適切な病院を紹介したから、適切な診断と治療を受けることができました。

もうおわかりでしょう。医療安全が崩壊していく時代、高齢者が信頼のできる医師のもとに搬送されるには、「緊急入院手続きエージェント」ともいうべき、しっかりとした病院を紹介する医師を活用するしかないのです。

「主治医」は緊急時に弱い

そう聞くとちょっと待て、その役割は「主治医」がやるんじゃないのかと思うかもしれません。

たしかに主治医はその患者のことを誰よりもわかっています。「息子と同居している」とか「ひとり暮らしだが、近くに長男夫婦がいる」とか、家族構成なども頭に入っているでしょう。ただ、主治医だからといって適切な病院が紹介できるかどうかというと話は別でしょう。事実、祖母の主治医も非常に良いお医者さんではありますが、緊急時には役に立ちませんでした。

では、なぜ私ができたことが、祖母の主治医にはできなかったのか。答えは簡単です。「医療ネットワーク」をもっていなかったからです。

私は東京で医師をしていますが、大阪の医療現場にも人脈があります。ですから、祖母の容態や、サポートする家族の状況をもとに、その人脈をいかして電話一本で「こういう患者なんだけど診てもらえないか」と高度医療機関へ相談をすることができました。

一方、祖母の主治医はどんなに患者や家族のことを理解していても、人脈がありません。気軽に相談をする高度医療機関の方がいないのです。

「医療エージェント」

主治医というのは患者のことを誰よりもわかっています。患者の話を聞き、不安を取り除き、具合が悪くなったら診察して適切な薬を処方します。しかし、残念ながら医療崩壊していく時代、これだけでは高齢者医療としては不十分になってきています。

不測の事態が起きた時、「たらい回し」や「診療ミス」の危険が溢れ返るなかで、「大病院だから安心」などというブランドに惑わされることなく、独自の医療人脈を活用して、自分の患者を適切な病院に紹介し、適切な医師に診療をさせるというところまでが求められています。

しかし、残念ながら、ここまでカバーできる主治医というのは稀です。いや、むしろカバーできないのが当たり前で、ほとんどが祖母の主治医のような感じではないでしょうか。

これはなにも開業医や小さな病院の医師を批判しているわけではありません。これまでの地域医療ネットワークを構築し、医師派遣業務や人材交流などの運用に成功しているのは大学医局だけしかありませんでした。いや、言葉を換えれば、大学医局がネットワークを独占していたと言ってもいいでしょう。

それが近年インターネットの普及により、日本中で地域医療をになっている医師同士が学会や大学医局を介さずにコミュニケーションがとれるようになってきました。情報交換をおこなって、なにかあったら助け合う。そのような「医療ネットワーク」が個人単位でつくられているのです。しかし、それはまだまだほんの少数派であって、患者数と比較して圧倒的な供給過少なのです。

みなさんが「かかりつけの医者」と呼ぶ「主治医」と、生死を分ける際に高度医療施設を紹介する「エージェント」というのは、まったく別物になる可能性が高いということがなんとなくわかっていただけたかと思います。

では、高齢者になったみなさんになにか不測の事態が起きた時、「医療ネットワーク」を有する「エージェント」に適切な病院を紹介してもらうにはどうすればいいのでしょうか。

残念ながら今の日本の医療制度のなかでは、ひとつしか方法はありません。それはそのような医師と個人的に親しい関係になる。つまり、日頃から医師と友人になっておくのです。

「医療友人」をどう見つけるか

バカバカしい、と呆れてしまった人もいるかもしれませんが、私は大マジメです。

世界的に見れば、患者が適切な医療を受けることができるために病院を紹介したりする「エージェント」は当たり前で、それを生業《なりわい》としている人も多く存在しますが、日本では「対面診療」が法律で定められているので、「エージェント」は認められません。つまり、先ほどの私が祖母でおこなったことは「身内」だから許されるのであって、第三者が紹介業としておこなってはいけないということなのです。

こうなると、ネットワークのある医師が入院先をコーディネートできるのは、身内やそれに準じる友人ということに限られてしまうのです。

「友人」でなくてはならない理由は他にもあります。先ほど私が祖母の入院先をスムーズに紹介できたのは、祖母のことも、それを取り巻く家族のこともよくわかっていたからです。高齢者の入院は長期に及ぶことが考えられるので、病院と自宅との距離というのも大きな要素です。誰が通院をして世話をするのかなど、細かい条件がしっかりと頭にインプットされていなければ、適切な入院先は紹介できません。

さらにもうひとつ決定的な理由があります。これらの紹介はあくまで個々の医師が心意気でやっていることであり、「業」として法的に認可されている行為ではない以上、紹介する医師側にも、紹介される病院側にもリスクがあります。信頼関係のある人ならば、思い切った紹介もできますが、ほとんど面識もなく人間性もわからない相手の場合、後でトラブルに発展することを恐れて紹介しづらいという現実もあります。

私自身、もし面識のない人からいきなり「祖母の入院先を紹介してくれ」と頼まれても、その方の人間性がわからない以上、やはり恐ろしくて躊躇《ちゅうちょ》してしまいます。

ですから、普段からの付き合いが重要になってくるのです。中学や高校時代の同級生、子どもの学校のＰＴＡ、町内会、習い事や趣味のサークル……縁はなんでもいいのですが、なにか不測の事態が起きた際に親身になって「相談」にのってくれる関係が重要です。

もちろん、その医師が「医療ネットワーク」を有していないということもありますが、まったくなにもないよりはマシです。その医師自身に人脈はなくとも、周囲にネットワークを有する医師がいるかもしれません。あるいは、「○△大学病院の△○医師ならば安心」というような情報だけでも入手できるかもしれません。そういう意味では、医師が周囲にいなければ看護師など医療従事者と「友人」であるだけでも心強いでしょう。

医療は「超コネ社会」になる

医師が友人にいるのか、いないのかで、高齢者の緊急搬送の「結果」が変わる。そんな恐ろしいことが起きるわけがないと思うかもしれませんが、これまで見てきたように二〇三五年の首都圏では、壊滅的な医師不足になっていきます。

腕の良い医者と、悪い医者がいるのは当然ですから、そのわずかでも良質な医療を受けるために苛酷な奪い合いが起きるのは、誰が考えても自然な流れでしょう。

これが医療も自由市場の欧米ならば、札束が飛び交う戦いですが、日本はすべての「医療費」を「中医協」が司る〝医療平等社会〟です。平等をうたいながらも、実際は狭き門。つまり、絶望的な供給過少になるのです。このような状況のなかで、最後にものを言うのは「コネ」です。

この構造をわかりやすくイメージするならば、テレビ局の入社試験がいいかもしれません。ご存じのように、テレビ局といえば、合格倍率数百倍という超人気就職先ですが、毎年採用されるのはわずか十数人。この狭き門を突破するのに、学生たちには平等に機会が与えられているとうたわれていますが、現実は違います。

大企業社長の子息や、大物政治家の息子、芸能人の身内といういわゆる「コネ」があった者が圧倒的に有利なのです。

二〇三五年、みなさんが質の良い医療を受けるには、テレビ局入社と同じくらいの高い倍率を勝ち上がらなくてはいけないというのは紛れもない事実です。となれば、「コネ医療」が増加するのは目に見えています。どんなに厚労省が規制しようが、戦後の闇市と同じで取り締まれません。

つまり、これからの日本の医療は完全なコネ社会になるのです。

第六章　先端医療の普及を阻む医師たちのセクショナリズム

不都合な真実⑪ 「日本医師会」とは医師の団体ではなく「開業医」の団体

ここまで、将来高齢者になったみなさんが直面するであろう「医療の未来」について語ってきましたが、かなり暗い気持ちになってしまったという人がほとんどではないでしょうか。

当然です。コネのある者が安全な医療を受けることができ、コネのない者は危険に晒される——。そのような不平等なことは、発展途上国ならまだしも、まがりなりにも先進国である日本で許されるわけがありません。

「医学部長病院長会議」の利権

ただ、「絶望的な医師不足」という現実がある以上、今のままではこのような未来が避けられないということなのです。

「だったら、そんな未来にならないように医師をどんどん増やせばいいじゃないか。地域医療のネットワーク構築を大学医局が担っているというのなら、『医療偏在』で医学部が少ない東日本に医学部を新しく増やせばいい。医師も増えるし、一石二鳥ではないのか」

そのような意見が聞こえてきそうですが、この日本で医学部を新たにつくるということは一筋縄ではいきません。

なぜなら、医学部新設には、「医師」の業界団体である日本医師会や、大学病院のトップたちで編成される「全国医学部長病院長会議」が強硬に反対しているからです。

「医学部が地域医療を崩壊させる」

この両団体の医師不足にまつわる〝試算〟は前にも紹介しました。

日本は少子高齢化で人口が減っていくのだから、医師余りになるというものです。この未来予測が単純に人口と医師数を比較したものでしかなく、医師や患者が高齢化していくことや、地域偏在を考慮していない、科学的根拠を欠いたものだということはご説明したとおりですが、これに対する両団体の明確な反論はありません。

しかし、彼らはこのような試算を、医学部新設に反対する論拠としているのです。要は「とにかく余るといったら余るんだから医学部をつくるな」というわけです。

そしてもうひとつ彼らが反対する理由があります。

医学部をつくるとなると、医学生を指導する医師が必要となります。その役割を地域で治療や診療にあたっている医師たちがやらなくてはいけなくなるので、患者がほったらかしになる。だから医学部をつくると地域医療が崩壊する、というのです。

医師ではない方からすれば、「なるほど、そういう問題もあるのか」なんて妙に納得してしまうかもしれませんが、これはみなさんのような一般の方たちをダマすための真っ赤なウソです。

医学部ができ、大学病院ができれば、そこに集まってくるのは医学を志す学生だけではありません。普通の病院では学ぶことができない先端医療技術を求めて、腕を磨きたいという医師も集まってくるのです。

医師というのは常に自分の医療技術・知識を磨いていかねばなりません。そのような医師からすれば、少しくらい遠くても、大学病院で働けるというのは大きなメリットがあります。条件さえ合えば、県外からだって医師がやってくるのです。

他県から医師がくれば、大学病院という拠点で、地域の医師と様々な情報交換をおこない、医療ネットワークを構築することもできます。つまり、医学部をつくっても、地域医療にとってプラスになることはあっても、崩壊の原因になることなどありえないのです。

医療偏在は「全国一律」ではない

両団体が反対をしている理由は、他にもあります。

	大学名	地元残留率	大学病院残留率	地元高校出身率
1	北海道大	47.3	16.1	30.1
2	札幌医科大	84.9	48.4	80.6
3	旭川医科大	71.1	34.9	49.4
4	弘前大	43.5	8.7	23.9
5	岩手医科大	47.7	10.8	23.1
6	東北大	30	6	14
7	秋田大	46	9	23
8	山形大	58.8	36.1	27.8
9	福島県立医科大	52.6	18.4	36.8
10	筑波大	46.5	37.2	12.8
11	獨協医科大	55	47.7	18.3
12	群馬大	46.2	18.7	27.5
13	埼玉医科大	47.1	38.2	10.8
14	千葉大	54.8	15.1	17.2
15	東京大	59.3	18.5	45.7
16	日本大	72.4	59.5	40.5
17	日本医科大	87.8	53.3	58.9
18	東邦大	65.7	45.1	47.1
19	東京女子医科大	65.6	34.4	38.5
20	東京慈恵会医科大	75.3	57.7	46.4
21	昭和大	79.2	50.9	35.8
22	順天堂大	90.3	71	39.8
23	杏林大	70.9	49.4	41.8
24	帝京大	67.4	46.7	38
25	横浜市立大	75	23.1	67.3
26	北里大	80.6	55.9	21.5
27	聖マリアンナ医科大	69.3	62.5	23.9
28	東海大	49.5	40.4	11.1
29	山梨大	35.9	27.2	8.7
30	新潟大	53.3	14.4	35.6
31	信州大	50.6	16.5	16.5
32	富山大	34.1	27.5	14.3
33	金沢大	-	45.1	16.5
34	金沢医科大	23.2	17.9	9.5
35	福井大	46.9	37.8	34.7
36	岐阜大	62.7	16	24
37	浜松医科大	52.1	30.2	37.5
38	名古屋大	88.1	1	52.5
39	名古屋市立大	77.6	14.5	57.9
40	藤田保健衛生大	69.7	26.3	54.5
41	愛知医科大	66.3	38	-
42	三重大	52.6	14.7	36.8
43	滋賀医科大	43.1	32.4	11.8
44	京都大	39.6	41.7	18.8
45	京都府立医科大	65.1	22.9	32.5
46	大阪大	75.3	16.5	27.8
47	大阪市立大	85.5	28.9	50
48	大阪医科大	62.6	37.4	48.4
49	関西医科大	61.9	40.5	34.5
50	近畿大	-	33.7	25.3
51	神戸大	61.5	12.5	36.5
52	兵庫医科大	-	42.4	20.7
53	奈良県立医科大	54.6	47.4	16.5
54	和歌山県立医科大	44.9	44.9	22.4
55	鳥取大	26.9	1.5	4.5
56	島根大	26.3	22.5	10
57	岡山大	42.5	20.7	31
58	川崎医科大	40	33.7	33.7
59	広島大	66.3	24.2	43.2
60	山口大	43	20.9	22.1
61	徳島大	87.5	78.1	46.9
62	香川大	41.9	41	15.2
63	愛媛大	39.5	14	30.2
64	高知大	34.1	28	19.5
65	九州大	66	24.7	44.3
66	産業医科大	29.7	8.8	15.4
67	佐賀大	44.7	42.4	18.8
68	福岡大	64.8	42	27.3
69	久留米大	70	41.1	34.4
70	長崎大	47.5	37.4	30.3
71	熊本大	81.6	71.4	-
72	大分大	52.9	40.2	26.4
73	宮崎大	19.1	14.6	12.4
74	鹿児島大	42.9	12.2	42.9
75	琉球大	50.6	11.8	37.6
	平均	56.1	33.3	30.4

表２　2010年春医師国家試験合格者が地元や大学病院に残る割合と地元の高校出身者の割合

毎日新聞（2010年８月２日付）より

たとえば、医療偏在が問題になっている地域に医学部をつくったところで、どうせ卒業後は東京などの大都市へ行ってしまうのだから地域の医師不足解消には役立たない、などという主張もあります。

ただ、これも先ほどの言いがかりのような反対理由と同様、なんの根拠もありません。

表2をご覧ください。これは二〇一〇年に毎日新聞が実施した調査で明らかになった医学部に所属する研修医の地元残留率の一覧です。これを見れば明らかですが、ここに一定の法則はありません。札幌医科大のように、八割以上の研修医が地元に定着する医学部もあれば、東北大学のように三割しか残らない医学部もあり十把《じっぱ》一絡《ひとから》げにできない状況なのです。

これは後ほど詳しく説明しますが、入学する学生の経済状況によります。この問題を解消すれば、研修医の地元残留率は大きく改善されるでしょう。

いずれにせよ研修医が出身医学部の近くに定着する理由はひとつではありません。それぞれの医学部のネットワークもあれば、サポート、研究体制も関係あるでしょうし、なによりも地域の医療レベルにも大きく左右されます。つまり、医学部をつくっても医師が地元に定着しないというのは、なんの根拠もない妄言なのです。

医療偏在を考えるうえで非常に大切なのは、「全国一律に考えない」ということです。足りている地域と足りていない地域の格差があるのですから、後者を底上げするという柔軟な対応が求められるのですが、残念ながら日本の医療行政にはその視点がありません。どうしても北から南まで日本全国に網をかけようという役所的な発想なのです。つまり、「全国一律」という呪縛から抜け出せないのです。

医師の利権意識

それにしてもみなさんが不思議に思われるのは、このような少し聞けばすぐに怪しいぞとわかるような〝ロジック〟が、なぜまかりとおっているのかということでしょう。

日本医師会や全国医学部長病院長会議といえば、ともに日本の医療を支えてきた二大業界団体です。

そのような立派なお医者さんたちが、なぜ医師不足を放置しているのか。なぜ「超コネ社会」のような恐ろしい未来へ我々をすすませようとしているのか。そんな疑問が浮かぶのではないでしょうか。

その答えは驚くほど簡単です。彼らが医学部新設に反対している真の理由はただひとつ、同業者が増えてしまうからです。

バカバカしい、社会的信用もある医師の団体がそんなくだらない理由で、と呆れるかもしれませんが、彼らには同業者が増えることに反対せざるをえない深刻な事情があるのです。

それは、医学部ができて医師不足が解消されたとき、最も困るのは、この二つの業界団体だからです。

まず、「日本医師会」についてご説明をする前に、多くのみなさんが抱いている「誤解」から解消しなくてはいけません。

日本医師会というと、日本全国の医師が集まっているようなイメージをもつ方が多いようですが、これは実情とかなりかけ離れています。

え？　違うの？　と驚く人も多いでしょうが、「日本医師会」とは厳密に言えば、「開業医」の業界団体なのです。

日本医師会は四七都道府県医師会の会員で構成された学術団体で、その会員数は約一六万六〇〇〇人。内訳はどうなっているのかというと、病院・診療所の開設者、管理者が五〇パーセントを占め、そのうちの八六パーセントが診療所の経営者。つまり、「開業医」という内訳なのです。

では、病院に雇われている「勤務医」はどうかといえば、全体の四八パーセント。そう聞くと、「なんだ、ちょうど半々じゃないか」と思うかもしれませんが、ここに大きな落とし穴があるのです。

開業医が反対する理由

日本医師会では会員の意見を代弁する役割ということで、「代議員」という人々がいますが、この役職についている勤務医は一二・六パーセントだけで、その多くは「開業医」が占めています。理事などの役員を見ても同じことが言えます。

つまり、日本医師会とは医師全体の学術団体ということにはなっていますが、実際はその発言権は「開業医」にあり、彼らのための業界団体ともいえるのです。

医師といえども、診療所などを開業していれば立派な個人事業主、つまり経営者です。経営者からすれば、市場のなかに新規参入業者が増えるのを快く思うはずがありません。

医学部が増えて、医師不足が解消されるということは「商売敵《がたき》」が増えるということです。競争が激しくなると、淘汰があり、なかには廃業に追い込まれる開業医もいるのではないか、ということを一部の開業医たちは真剣に心配しています。

そのような人々が引き合いに出すのが、歯科医です。

全国に歯科大学が増えた供給過剰によって歯科医の数は急速に増加、今では歯科医院は「コンビニエンスストアよりも多い」といわれています。「商売敵」が増えたことで競争が激化して、経営難から廃業する歯科クリニックも増えている、ということをニュースなどでご覧になった方もいると思いますが、あれと同じ現象が起きるというのです。

ただ、医師不足のままでは経営難に陥る心配はないかもしれないけど、開業医だって過重労働などの皺寄せは受けるんじゃないの？　と思うかもしれませんが、実はそれほどのダメージはありません。

開業医の多くは、地域の高齢者などの「主治医」として多くの患者を診ているものの、容態が悪化したり、治療が難しいものになったりすると、「紹介状」を書いて、高度医療施設に患者を送り込みます。つまり、医療施設の規模から先端医療やリスキーな救急医療に関わる頻度が低いのです。

つまり、開業医にとって医学部開設というものは「百害あって一利なし」なのです。

その開業医が舵取りをしている業界団体が猛烈に医学部新設に反対している。

地域医療が崩壊するとか、もっともらしい理屈をこねていますが、言葉どおりに素直に受けとってはいけない、というのがわかっていただけたのではないでしょうか。

不都合な真実⑫　実は「学費の安い私大医学部」をつくる方法がある

大学医局は「殿様」状態

日本医師会が反対をしている理由はおわかりいただけたかと思います。では、大学病院の集まりである「全国医学部長病院長会議」が反対をしているのはなぜなのでしょうか。

これも非常にシンプルでわかりやすい話です。

これまで、日本の地域医療ネットワークを構築し、それを運用させてきた実績があるのは大学医局しかありませんでしたが、これは見方を変えると、地域医療ネットワークを「独占」してきたとも言えなくもありません。つまり、大学医局は「ネットワーク」というものを武器にして、地域において独占的ポジションを確立している、という側面があるのです。

県のなかに医学部がひとつしかないような地域にお住まいの方ならばわかるかと思いますが、「県内唯一の大学医学部」というのは、その地域における医療機関として最も価値のあるブランドです。当然、そこに君臨する医学部長、大学病院長の発言力、影響力ははかりしれません。要は、大学医局というのは地域医療における「殿様」なのです。

効き目の高い薬に副作用がつきもののように、功績には必ず負の部分も生じます。大学医局の場合、地域医療を支えてきた代わりに、圧倒的な〝権力〟を掌握するようになったということでしょう。

もし医学部新設が認められてしまうと、似たような「殿様」が多くあらわれてしまいます。当然、彼らの地域におけるポジションは脅《おびや》かされ、権力も弱まります。

医学部自身が医学部新設に反対している背景には、やはり医師会同様に「商売敵」が増えることを快く思っていないという事情が関係しているのです。

私立医科大学の意外な事情

もちろん、「学校法人」ならではの事情も無関係ではありません。

医学部が増えれば、子どもが少なくなっていくなかで、大学としては学生獲得の過酷な競争を強いられます。しかも、私立医科大学の場合、他の大学とはまったく異なる特殊な事情があります。

大学というものは基本的に、地元の高校を卒業した学生の割合が高くなります。日本中から入学希望者が集まる名門大学でもその傾向は変わりません。

たとえば、二〇一二年の東京大学の入学者に占める関東地方出身者の割合は五五パーセント。これは、京都大学や大阪大学の入学者に近畿地方出身者が占める割合と、ほぼ変わりません（それぞれ五六パーセント、五五パーセント）。名古屋大学、九州大学に至っては七一パーセント、七〇パーセント。

私立に目を移しても、全国的人気と言われる早稲田・慶應でも、それぞれ七七パーセント、七三パーセントとなっています。

このような傾向から、大学はそのほとんどが地域に根差した「ローカル大学」といっても過言ではありません。

ただ、このような傾向に唯一あてはまらない大学があります。私立医科大学です。

たとえば、金沢医科大学をみてみましょう。ここの入学者に地元（北陸地方）出身者が占める割合はわずか一〇パーセント未満。一方で関西と関東地方がそれぞれ二二パーセントを占めており、両方を合わせるとほぼ半数。つまり、一般的な大学とはまったく逆の現象が起きているのです。

富裕層をかき集めるレース

なぜか。誰でも想像がつくと思いますが、それは学費が非常に高いからです。金沢医科大に六年間子どもを通わせて支払う学費は三九五〇万円。上を見れば、川崎医科大が四五五〇万円、もっとも安いほうの慶應義塾大学でも二一七〇万円、順天堂大学の二〇八〇万円と、国立大学の医学部の学費（約三五〇万円）とは比べものになりません。

そう聞くと、なにやら私立医科大学が暴利を貪っているような印象を受けるかもしれませんが、経営者側からすれば、このような高額な学費もしかたがないという側面があります。

国立大学の場合、運営費交付金という形で国から多額の交付金があります。たとえば、国立の単科医大である滋賀医科大は五八億円、旭川医科大は五六億円、浜松医科大は五五億円（二〇一二年）です。

私立大学医学部だって国から補助金を受けとっているじゃないかと思うかもしれませんが、こちらは年間二〇億円程度（一般補助と特別補助の合計）。大雑把に言えば、国立大学と同じ教育レベルを維持しようと思ったら、差額の三五億〜三八億円を学費として負担してもらわなければいけないのです。

とはいえ、数千万円もの教育費を払える親は地域でも限られています。経営者の子女や、開業医の子女といういわゆる「富裕層」の家庭が対象となります。

つまり、地方の私立医科大学は全国から「富裕層」の子女を集めなくてはいけないのです。もし医学部をつくるということになっても、国家の財政が破綻している今、税金を投入して国立大医学部ができるわけはありません。となれば、つくられるのは私立医科大学。これは既存の私立医科大学にとって非常に大きな「脅威」です。

なぜなら、少子化がすすんでいくなかで、全国から数千万円の教育費を支払える「富裕層」を集めるという競争がさらに激化していくことを意味しているからです。

私立医科大学が「新規参入」を認めたくないのは、国公立大学以上に学生獲得のレースのプレイヤーを増やしたくないからでもあるのです。

救世主は「低学費の私大医学部」

ここでみなさんにはひとつの疑問が浮かぶのではないでしょうか。

医学部新設が医師不足を解消するという話だったが、今の話だったら、私立大学医学部をつくったとしても結局は開業医の子女ばかりが入学して、大学のある地域の病院で勤務する医師は少ないのではないか——。

ご指摘はそのとおりです。ですから、ただ単に医学部をつくったところで、地域の医師不足は解消されません。ポイントは、その医学部がいかに地域の優秀な子どもに医療を学べるチャンスを与えられるか。つまり、「学費の安い私立大学医学部」をつくることなのです。

そんなの現実的には難しい、と自分でも言ったじゃないかというツッコミがあるかと思いますが、実は健闘している私立医科大学のケースがあります。

慶應義塾大学、順天堂大学です。両校の学費は六年間で二一七〇万円、二〇八〇万円。国立大学医学部と比較して、高額であるのは変わりませんが、奨学金制度を活用すれば、一般のサラリーマン家庭でも捻出できます。事実、私の周囲にいる両大学の医学部卒業生の保護者は勤務医やサラリーマンが珍しくありません。

では、なぜ両校は学費を下げることができたのか。

詳しい経営状況まではわかりませんが、その要因に両校の大学病院があることは間違いないでしょう。平成二四年度のＤＰＣ（包括評価）対象病院の解析では、順天堂大学の年間退院患者数は二万一一六九人で全国七位、慶應義塾大学は二万四三六人で全国八位。このような高収益体質が大学自体の財務基盤をしっかりとしたものにしているのです。

大学病院に多くの患者が集まるのはそこに質の高い医療があるからです。

慶應義塾大学病院、順天堂大学医学部附属順天堂医院というブランドを生み出しているのは、個々の医師のレベルの高さであることは言うまでもありません。質の高い医師をつくるために必要なのは質の高い学生です。

学費を下げれば、開業医や富裕層の子女でなくとも、奨学金などを利用する優秀な学生が集まることは容易に想像がつくと思います。「にわとりが先か卵が先か」という話ではありますが、慶應義塾大学と順天堂大学のケースは、少子化社会で私立医科大学が生き抜く術として大いに参考になるのではないでしょうか。

地域医療従事で奨学金が

そして、もうひとつ、「学費の安い私立大学医学部」ということで参考になるのが、自治医科大学です。

自治医大は、全国の都道府県が出資する私立大学です。文科省からの私学補助金（二八億円）、各都道府県からの負担金約六〇億円、さらに栃木県が発行する「地域医療等振興自治宝くじ」などの収入源があるため、経営状態は極めて良好です。

ただ、学生からはしっかり学費をとっており、六年間の学費の総額は二二六〇万円。そう聞くと、学生は開業医の子女など全国の「富裕層」ばかりで卒業後はさっさと地元に戻ってしまう、さぞ地元残留率も低いのではと思うかもしれませんが、実はほぼすべての卒業生が地域医療に従事しています。

これにはカラクリがあります。自治医大では修学資金を貸与し、卒業後九年間、出身地の地域医療に従事することと引き替えに、その返還を免除しているのです。

このシステムのおかげで、一般家庭の子女にとっては私立医科大に入学する機会が生まれました。大学側にとってもメリットがあり、高いレベルの学生を集めることに成功したのです。また、九年間の限定とはいえ卒業生の多くが地域医療に従事してくれるので、地域住民にとっても喜ばしいことです。

まさしく、近江商人ではないですが、〝三方よし〟のシステムなのです。

これは今後新たにできる医学部にとって非常に参考になるケースだと思っています。たとえば、卒業後の一定期間を地域に勤務することと引き替えに、大学が保証人となって、地元の金融機関から学資ローンを借り受ける。金融機関からすれば、「医師の卵」という未来の優良顧客を囲い込むことができるので、悪い話ではありません。

さらに、九年間地域医療に従事をしていれば、地元愛も強まります。土地の人たちとの人間関係もできて、結婚もその地でするかもしれません。そうなれば、そのまま地域に留まり、本当の意味での地域医療を担う医師になってくれる可能性も高まります。先ほどの金融機関で、ローンを組んで家を購入し、そこで生活をすれば地域経済にも貢献できます。

医師不足を解消するためには、このように富裕層の子女ではない一般家庭の子女をいかに医学部に通わせて、地域医療を担う人材に育成していくかという視点が必要不可欠なのです。

壊された「七九年の壁」

一九七九年、琉球大学に医学部ができてから、日本では大学の医学部が新設されていないということからもわかるとおり、「医学部新設」は長くタブーでした。これは日本医師会が長く「自民党最大の支持組織」だったことと無関係ではありません。

しかし、二〇〇九年に長らく第一党の座にあった自民党から民主党に政権が移ったこともあり、この「七九年の壁」に風穴が開きました。

医学部新設を求める声があがり、様々な議論がなされるようになったのです。そしてついに、東北地方に医学部ができることが決定したのです。

報道などでご覧になっている方も多いと思いますが、安倍晋三《しんぞう》首相が医学部新設の検討を指示しており、文科省も二〇一六年四月に開学をする方向で現在、調整をすすめているとのことです。

この動きにはもちろん、東日本大震災からの「復興」という意味もありますが、東北地方で医学部を望む声は以前からありました。

そもそも訴えていたのは、仙台厚生病院の目黒泰一郎《めぐろたいいちろう》理事長です。心臓血管・消化器・呼吸器を中心とした地域密着病院を立ち上げ、医療偏在の最前線で闘ってきた目黒理事長からすれば、医学部をつくらなくては東北の医療インフラが崩壊してしまうという危機感を抱くのは当然でしょう。

「政治」「支援組織」「メディア」

といっても、目黒理事長おひとりの力で、ここまできたわけではありません。彼のプランを実現にまで導いたのは三つの要素の賜物《たまもの》です。それはこれから日本全国で医学部新設議論をする際に、大きな示唆になるかと思いますので、ご紹介しましょう。

まず、ひとつは「政治」によるサポートです。目黒理事長を支えたのは出身地である宮城県石巻《いしのまき》市の人間ですが、そのなかには地元選出・安住淳《あずみじゅん》衆議院議員がいます。震災から復興に尽力をしていたことにくわえ、彼のように医師不足の構造的問題を理解できる政治家は非常に貴重です。財務大臣に就任以降、既存の病院・大学を活用して政府の財政的負担が少ない「目黒プラン」を、大学新設に予算を割きたがらない財務省と折衝したのでしょう。また、国会議員だけではありません。目黒理事長に賛同した立谷秀清《たちやひできよ》相馬市長、亀山紘《かめやまひろし》石巻市長などとともに東北市長会をまとめあげて、東北の自治体の「総意」とできたことが大きいのです。

二つ目の要素が「支援組織」です。このような病院設立の動きを後押ししたのは曹洞宗でした。東北福祉大学の経営母体である曹洞宗では、震災以降、多くの僧侶たちが除染などの復興活動に尽力をしていますが、その過程で、目黒理事長の動きに賛同し、全面支援をしはじめました。曹洞宗のように資金力のある巨大組織が構想の後押しをしていた、という意味はかなり大きいでしょう。最終的に曹洞宗、東北福祉大は資金面から医学部新設を断念し、仙台厚生病院は宮城県と連携しました。しかしながら、曹洞宗、東北福祉大の活動が、東北での医学部新設を大きく前進させたことは間違いありません。

そして三つ目の要素が「メディア」です。病院設立へ向けた地元ネットワークが構築されていくなかで、東北全体に医学部新設という気運を広めたのがブロック紙の河北新報でした。二〇一二年四月から医学部新設キャンペーンを大々的に展開。地域の医療教育レベルの底上げが必要であり、地域医療ネットワークの構築の必要性を綿密な取材で明らかにし、東北地方の世論を喚起したのです。

それでも医師だけが反対

このような三つの要素がうまく連携したことで、長くタブーだった「医学部新設」が国政の場でも語られるようになり、自民党安倍政権を動かしたのです。

ただ、日本医師会や全国医学部長病院長会議はこれを復興の「特例」として、医学部新設の動きが全国に波及をしないように反対キャンペーンを続けています。震災以降、私は被災地である福島県浜通りで医療活動をしていますが、ほとんどの県民は医学部ができることに賛成しています。

震災によって深刻な打撃を受けた東北だけではありません。医療偏在や医師不足に悩む地域の住民は医学部ができることを望んでいる、あるいは議論の余地があると感じているのです。それなのに、医師だけが頭ごなしに反対している。このような方たちに伺いたい。そもそも、「医療」とは一体誰のためにあるのでしょうか？

河北新報の医学部新設キャンペーンで中心的な役割を果たした佐々木篤《あつし》記者の言葉が、その答えを明確に示していますので、最後にご紹介しましょう。

「日本医師会や政府ではなく、宮城県民、東北の住民にとって何が大切かだけを訴えていきたい」

第七章　医療崩壊の解決策は「ビジネスクラス」の導入

不都合な真実⑬「医師が増えると医療費が増える」という主張は世界的には否定されている

医師不足を招いた「真犯人」

医師が足りない、医療偏在を解消してほしいという患者たちの切実な願いをことごとく潰し、邪魔をしていたのは他でもない医師たち自身だった……。

まるで「二時間サスペンス」のようなどんでん返しですが、このドラマにはまだ続きがあります。医学部新設に反対している医師たちは、たとえるなら、放送のラスト三〇分前にあらわれる「いかにも怪しい容疑者」に過ぎません。今の日本の地域医療崩壊を招いた「真犯人」はちゃんと別にいるのです。

本書をここまで読んでいただいた方ならばもうおわかりでしょう。

そう、厚生労働省です。

厚労省は、これまでご説明してきた日本医師会、全国医学部長病院長会議とはまた違う観点から、医学部新設に反対しています。むしろ、両団体よりももっと露骨に「医師を増やしたくない」という姿勢をとっていると言ったほうが正確かもしれません。

日本の医療行政を司る役所がそんなことをするわけがないと思うかもしれませんが、これは仕方がありません。

なぜなら厚労省の高級官僚の多くが、「医師を増やせば、医療費も増えてしまう」という考えをもっているからです。

「医療費」とは日本の国民が一年間で医療、すなわち医師の診療費や薬代、それに保健、つまり健康診断や予防接種などに投じた費用の合計で、社会保障費から支出される分と個人支出、つまり自己負担分の両方が含まれます。

医師が増えれば、病院にかかる患者も増えるので、まず社会保障支出が膨らむ。それにくわえて、医師が増えれば医師どうしの競争が激化し、食べていくためにあることないことをふれまわり、患者に自己負担の治療をもちかける。だから医師を増やすと「医療費」がドカンと増えて、国が滅びる——。

これがいわゆる「医療費亡国論」と呼ばれるものです。

厚労官僚が医師を増やしたくない背景にはこの「医療費亡国論」があるのです。

う。

医療費亡国論のカラクリ

そう聞くと、多くの方が「だったら、しょうがないか」と引き下がってしまうことでしょ

医療と福祉の財政がパンク寸前ということで、国民に「痛み」を伴う消費増税を強いているなかで、国債を大量に発行し、「国の借金が過去最大！　一人あたり八〇〇万円」なんてニュースも大きく報じられています。

医療費を抑えなくてはならない今、医師を増やせなんてことを主張することのほうが無責任ではないか――。

なんだかもっともらしいロジックですが、実はこれにもカラクリがあります。

最新の調査研究では、医療費を抑えるのと、医師を増やすことにはほとんど因果関係がないということがわかってきており、むしろ世界の医療経済学のなかでは、「医師を増やしても、医療費は増えない」というほうが主流なのです。

そもそも、先ほどの「医療費亡国論」が生まれたのは今からおよそ三〇年前。きっかけは一九八三年、アメリカの医療経済研究者らが発表した研究でした。

これがすぐに日本にもちこまれ、時の厚生省保険局長・吉村仁《よしむらひとし》氏（後の厚生事務次官）

が論文・講演・国会答弁など様々な場面でふれまわりました。医療費が今のペースで増加をしていけば、日本の財政は間違いなく破綻をする。だから医療費の膨張を食い止めるためならば私は鬼にも蛇にもなる、という凄まじい意気込みで、医師優遇税制改革、サラリーマンの二割自己負担等様々な改革に着手をしました。

その大ナタは当然、「医師数」にも向けられます。

医療費抑制のためには医師を増やすなどもってのほか、むしろ減らすべきだということで、医学部定員を最大時に比較して七パーセント削減しました。つまり、三〇年以上も「医学部新設」がタブー視されてきた根幹には、この「医療費亡国論」があるのです。

三〇年前の理論が罷り通る理由

ただ、ここでみなさんは不思議に思わないでしょうか。

どんな立派な経済理論でもそれが三〇年間も通用するわけがない。社会情勢も変われば、調査や研究の手法も日進月歩しているなかで、過去の理論も検証・修正がなされていくのが普通ではないか——。

そのとおりです。

ですから、この「医療費亡国論」も多くの研究者が検証し、発祥の地であるアメリカをはじめ、欧州などでも否定されているのです。

たとえば、「医療費亡国論」の論拠となっている「増え過ぎた医師が患者を唆《そそのか》して不必要な医療行為をする」という点も現在では否定されています。

かつてのような患者に情報がなかった時代ならいざ知らず、現在は医療に関する情報もネットや本で得ることができます。また、セカンドオピニオンも普及しました。つまり、医療の決定権が患者に移行しているという事情も考慮すれば、一部の悪徳医師がそのような行為をおこなったとしても、国家財政に破綻をきたすほどのレベルではない、という研究結果が多くみられています。

では、そのように時代遅れの論理が、なぜ日本では二〇一四年現在まで生き長らえているのでしょうか。

ひとつには日本の官僚社会の悪しき慣例が関係しています。

よく言われることですが、厚労省に限らず霞が関では、先輩官僚など先人を否定することは許されません。〝上〟を否定するということは、連綿と続いてきた「官僚ムラ」の存在基盤を批判するということになるので、まさしく村八分になってしまいます。村八分になれば、閑職に追いやられるだけではなく、天下り先や再就職先斡旋という助け合いの輪に入れてもらえなくなります。

三〇年前、「医療費亡国論」を錦の御旗として数々の改革をすすめた吉村氏は「ミスター官僚」と呼ばれた大物官僚です。「医療費亡国論」を否定するということは、吉村氏のライン、系譜をすべて敵にまわすということでもあるのです。このような〝官僚社会の力学〟が関係しているのは想像に難くありません。

また、財政難のわが国で厚労官僚が財務省と真っ向から「ケンカ」して、医学部新設の予算をとってくるのは至難の業でしょう。知人の厚労官僚は「厚労省は財務省がとにかく怖い。よほど、政治家がはっきり指示しないかぎり、あえて財務省を説得しようとはしない」と言います。本音なのでしょう。

このような状況を考えれば、官僚社会ではなかなか現行制度をガラッと変えるような改革をすすめることは困難です。

この高齢化でも平均以下の医療費

いずれにせよ、日本の医療行政が多くの国で否定されている三〇年前の「亡霊」にとりつかれているのは明らかです。

医療費の対ＧＤＰ比率をみるとＯＥＣＤ平均は九・六パーセント。では、日本はどうかというと八・五パーセント。

これだけ聞くと、財政危機にしてはまあ頑張っているほうじゃないかと思うかもしれません。この数字を引き合いに、厚労省もそれほど抑制していないと説明しますが、実は「平均」と比較してもあまり意味はないのです。なぜなら、日本には「高齢化率」がOECD加盟国のトップ（二五・一パーセント。二〇一三年）という特有の事情があるからです。

高齢者が異常に多い国では医療費が増えてもそれはしかたがありません。事実、日本と同じく高齢社会であるドイツ（二〇・五パーセント）は医療費の対GDP比率は一一・六パーセント。私たちが暮らすこの国がいかに医療費を圧縮しているかがわかっていただけるのではないでしょうか。

患者の動向より、治療体制より、なにはなくとも「数字合わせ」。そんな医療行政を象徴するのが、一九八五年に導入された「総合診療方式」です。

内科や外科の各々一診療科、小児科、救急診療科を二年間の期間中に研修することを義務づけたもので、要するに「総合医」になることを促すような制度です。

この動きは二〇〇四年にさらにすすめられ、全医師を対象に七分野の研修を義務づけた「新医師臨床研修制度」というものが導入されました。

総合医を増やせば医療費が減る

これはアメリカのプライマリケア制度（総合医が地域の保健医療福祉機能を担う制度）をモデルとしたものですが、ただでさえ過重労働気味である現場の医師からは当然、不満の声があがります。

それに対して、厚生労働省はこのように「回答」をしました。

　医療の高度化・専門化が進んだ結果、自分の専門分野しか分からないという医師が増えました。一方、高齢化の進展などにより医療の中心が感染症から慢性疾患へと移って来たことから、一人の患者が複数の疾患を持つ場合が増え、一つの分野だけで対応することが難しい場面が多くなってきました。
　このような状況に対応するためには、臨床研修の中で臨床医として誰もが身に付けるべき基本的なものを修得する必要があると考えられました。この基本的なものは非常に多くの診療科にまたがるものですが、七つの分野に整理したものです。（新医師臨床研修制度に関するQ&Aより）

患者であるみなさんからするとなにやら「いいことじゃないか」と思うかもしれません。

医師の立場から言わせていただけば、一人の医師だけで地域の多様な患者のニーズにすべて対応するのは不可能です。

事実、日本がモデルとしているアメリカのプライマリケア制度も崩壊寸前です。若手医師の多くは専門領域のエキスパートを目指しており、「総合医」を目指す者は年々減少傾向にあります。これをどうにか補っているのが、海外の医科大学を出て、アメリカに移住し、医師研修を受ける「移民医師」です。

医師のほとんどが国内の養成機関を出た日本人医師であるわが国で、制度だけアメリカの真似をしてもうまくいくわけがありません。そんな不可能なことを「やれ」と命じられれば、その皺寄せは医療現場、つまり患者であるみなさんのもとにやってきます。たとえば、専門医療を軽視するような風潮ができてしまえば、高度医療を求める患者と大きなコミュニケーションギャップが生じ、医療不信、医療訴訟などのトラブルも引き起こされてしまいます。

厚労省がなぜこのようなムチャを医師に強いるのかといえば、理由はひとつ。医療費を抑えたいからです。

一人でなんでも診ることができる「総合医」を増やせば、一人の患者が複数の専門医にかかるよりも安くすみます。おまけに、医師一人が五～六人分働けば、医師を増やさなくてもいい。「医療費亡国論」にとりつかれた厚労省からすれば、「総合医」の育成は一石二鳥の政策というわけです。

世田谷の挑戦

プライマリケアを「総合医」に押しつけるというのも、かなり強引です。

日本の医師は、二〇～三〇代は大学や大病院の勤務医として高度専門医療に取り組み、四〇代になると開業医として独立するというのが一般的なキャリアパスです。開業した医師は大学病院や大病院のOBですので、地域における高度先端医療機関の窓口という役割もあります。つまり、日本の開業医というのは、地域のプライマリケアと、専門領域医師という二つの役割を担ってきたのです。

このような歴史的背景や、地域医療のバックグラウンドを考慮せず、制度だけアメリカの猿真似をしたところでプライマリケアの拡充などできるわけがありません。

〝日本型プライマリケア〟の未来を考えるうえで参考になるのは、海の向こうではなく国内なのです。

たとえば、東京・世田谷にある開業医ネットワーク「世田谷区若手医師の会」はひとつの成功モデルケースでしょう。ふだんから家族ぐるみでつきあいをおこない、相互理解を深めている彼らは、自分の専門外の患者がきた場合、そのネットワークを介して、地域で開業している専門医のクリニックに紹介をするのです。

このようなクリニックのなかには、院長の後輩である大学病院の医師などがバイトにきている場合もあるため、地域社会からも「最先端医療が近所で受けられる」と高く評価されています。

医療の高度化・専門化が進んだ今だからこそ、必要なのは、専門分野の医師同士を結ぶ「地域ネットワーク」なのです。

日本の医療行政は「ブラック」

ところが、厚労省がすすめているのはまったく逆の政策です。

「医療の高度化・専門化が進んだ結果、自分の専門分野しか分からないという医師が増えました」として他の分野も身に付けろというのが厚労省の主張ですが、その専門分野も日進月歩で高度化・専門化がすすんでいくことを忘れてはいけません。

毎日の診療をおこないながら、それらを一人の「総合医」がすべてアップデートしていくことなどできるわけがありません。

日本の看護師がアメリカの看護師の八人相当に換算される労働を強いられているという話をしましたが、それを今度は医師の専門領域でやろうというわけです。

このような構造を聞いて、何かと似ていると感じないでしょうか。

そう、「ブラック企業」です。

低賃金の若年層などに過重労働を強いることで利益を確保する企業などがメディアから叩かれていますが、サービスや商品の独創性で利益を増やすことを考えず、とにかく低い人件費によって「数字合わせ」をしていくという点では、日本の医療行政は「ブラック企業」とよく似ています。

ここで誤解をしてほしくないのは、私はなにも「医師や看護師もかなりキツい仕事なので、もうちょっと労《いたわ》ってください」などと情に訴えているわけではないということです。

ほとんどの医療従事者は、人を助けたい、誰かの役にたちたい、という志のもとにこの道に入りました。過酷な労働環境は覚悟しています。

ただ、医師や看護師も「マシーン」ではありません。過重労働を強いられれば当然、心身が疲弊し、集中力も落ちます。意図せぬミスや、正しい判断ができないということもあるかもしれません。

つまり、医療をブラック企業化するということは、めぐりめぐって医療の安全性が損なわれ、結局は患者であるみなさんが危険に晒されてしまうということなのです。

多くの先進国では、医師の労働時間を規制しています。これは医師の健康管理が主たる目的ではありません。睡眠不足の医師が医療事故を起こしたことをきっかけに、医療事故を予防するという観点から議論がはじまったのです。みなさんも、徹夜明けの外科医に手術をされたくないでしょう。日本も見習わねばなりません。

不都合な真実⑭　国や医師会が批判する「混合診療」を導入すれば安全性が上がる

生活苦で薬が買えない

医療費抑制という「数字合わせ」による実害が、じわじわとみなさんに及びつつあることをご理解いただけたらと思いますが、実はすでに一部の患者やその家族は、生存権を奪われるほどの致命的なダメージを与えられています。

その患者さんたちとは、「慢性骨髄性白血病」という病気にかかった方たちです。

年間の発症者数は一二〇〇人、現在は国内で八〇〇〇人という大変珍しい病気ですが、二〇〇七年にこの患者さんやその家族の方たちから、このような相談が私たちの研究室に多数寄せられました。

「グリベックの薬代が高くて、この病気を抱えたままでは結婚できません」

「店を夫と二人で切り盛りしているのですが、夫が高価な薬は止める、といってグリベックを飲んでくれない」

グリベックとは、第一章でもすこし触れましたが慢性骨髄性白血病の画期的な治療薬で、これを服用している間は病気が再発をしないという効果の高さから世界的に使用されています。まさしく「慢性骨髄性白血病の命綱」ともいうべき薬である一方で、ひとつ大きな問題を抱えています。

それは、一錠二六一七円（二〇一四年四月改定）と薬価が非常に高いのです。

グリベックの処方としては一日に四錠なので、一日一万四六八円。年間にすると、三八二万円にものぼるのです。

患者の自己負担は一～三割ですので、実際に払うのは三八万～一一五万円。これでも一般的な家庭からすれば、かなりの重い負担といわざるをえません。

もうおわかりでしょう、先の相談というのは、リーマンショックが発生して世界的な不況の波が家計にも押し寄せたことで、グリベックを諦めなくてはいけないという悲痛な叫び声なのです。

金の切れ目が命の切れ目

このような高額の自己負担を強いられる患者のため、日本には「高額療養費制度」というものがあります。一ヵ月間に医療機関でかかった費用を世帯、もしくは個人単位で合計し、限度額を超えた分が返還される、というものです。

たとえば、七〇歳未満の患者で四人家族の場合、世帯月収が五三万円未満で医療費が二六万七〇〇〇円以下ならば、毎月の負担上限額は八万一〇〇〇円（同年度内の四回目以降は四万四四〇〇円）。この「高額療養費制度」を利用すれば、患者とその家族のかなりの助けにはなります。

それでもやはりグリベックのような高額な薬を長期で飲み続けなければならない患者には、重い負担がじわじわとボディブローのようにきいてくるという「現実」があります。

児玉有子《こだまゆうこ》・東大医科学研究所特任研究員の調査によると、慢性骨髄性白血病患者の世帯総所得（中央値）は二〇〇〇年が五三三万円。それが二〇〇八年になると、三八九万円に減少していました。

この間、グリベックの自己負担額はほぼ横ばい（二〇〇〇年が五九万円、二〇〇八年五八万円）ですから、「高額療養費制度」などを用いても、負担感が右肩上がりで重くなっているということです。

事実、児玉研究員の調査でも、約四〇パーセントの患者が経済負担のために、グリベックの中止を考えたことがあり、そのうちの三パーセントが実際に止めていました。グリベックを休薬すると、かなり高い確率で病が再発するというデータもあります。

まさしく、金の切れ目が命の切れ目という状況なのです。

「国民皆保険制度」という世界に誇るシステムによって、誰もが安く医療を受けることができると信じて疑わない人からすると、大変ショッキングな話かもしれませんが、これがこの国の医療の現実なのです。

自己負担がケタ違いに重い国

なぜこのようなことが起きてしまうのでしょうか。

問題の根幹を明らかにしようと、私たちの研究室では、海外の慢性骨髄性白血病の患者がどのようにグリベックの個人負担に対処をしているのか調査をしてみました。

すると、目を疑うような結果が明らかになりました。

なんと、慢性骨髄性白血病患者に重い負担を強いているのは、日本とアメリカだけだったのです。

イギリス、フランス、イタリアの三ヵ国は、公的保険で完全にカバーされているので患者の負担はゼロ。ちなみに、お隣の韓国も無料。ドイツの場合、一割の患者負担。日本と似ているじゃないかと思うかもしれませんが、上限額が定められているので、実質的な年間負担額は最大二万一六〇〇円なのです。

日本では高額療養費制度を用いても、一四万～五二万八〇〇〇円。同じ病気だというのに、日本の慢性骨髄性白血病患者は他の先進国と比較して数字が一ケタ違うほど、重い負担を強いられているのです。

ちなみに、アメリカの場合、加入保険によって違いはありますが、年間で約二三〇万～五〇〇万円（二万三〇〇〇～五万ドル）。医療費を抑制するため、患者の自己負担を増やし続けてきた結果、気がつけば日本の医療は「医療後進国」と呼ばれるアメリカに近づいてきているのです。

そんなことを言っても日本は借金が山ほどあって財政危機なんだからしかたがないじゃないか、と思うかもしれません。たしかに、「治療が長期にわたる患者の負担軽減を図る」というマニフェストを掲げた民主党が政権を奪取し、高額療養費の負担緩和を実現しようとした時もそのような声が多く聞かれました。

厚労省や医療業界団体からの激しい「反発」で高額療養費負担の軽減は見送られたわけですが、その時の論拠となったのは「カネがない」……、つまり結局は、医療保険財政が厳しいということに尽きるのです。

リストラだけでは医療は甦らない

医師も足りない、患者の自己負担も多い。しかし、今の日本の状況を考えるとこれ以上、公的医療保険からの支払いを増やすということは現実的には難しいでしょう。この状況は、銀行からの追加融資を打ち切られ、倒産寸前に追い込まれた企業とよく似ています。

事実、厚労省が発表した二〇一一年度の病院の収支状況（一八一病院の収支を調査）では、黒字になったのは全体の四パーセントのみ。専門領域別に見ると外科だけが黒字で、麻酔科は六三パーセント、皮膚科は五四パーセント、精神科は四三パーセント、産婦人科は一四パーセントの赤字です。

このような赤字が何年も続いていれば、そこで働く医師や看護師が人員を削減され、過重労働ですり減っているのも当然です。つまり、医療というのはいわば「倒産寸前のブラック企業」なのです。

もし鉄道会社、航空会社、あるいは食品会社がこのような経営状況だったら、みなさんはその企業のサービスを利用しようと思いますか？

「命」を預けたくないと思うのが当然ではないでしょうか。

では、医療というシステムの「倒産」を食い止め、甦らせるにはどうすべきでしょう。これまで厚労省は医師を減らし、看護師を減らすという「リストラ」と、病院の収入源である診療報酬を減らすという「経費削減」を敢行してきました。

無駄の削減はたしかに大切ですが、それだけで企業は甦らないことは、サラリーマンのみなさんならば、よくご存じでしょう。企業が甦るためには人事システムやビジネスモデルなどを根本から変えるような大規模な改革、つまりイノベーションが必要です。

これを医療に置き換えれば、まずひとつ挙げられるのが「混合診療」の導入だと私は思っています。

「混合診療」のメリット

「混合診療」とは公的医療保険でまかなう保険診療と、専門性が高い自由診療を組み合わせ、後者を患者であるみなさんに負担していただくというものですが、現在の日本では禁止されています。

たとえば、もしあなたが医療機関で、医療費二〇万円の保険診療にくわえて一〇万円の自由診療を受けようとすると、三〇万円をすべて自己負担しなくてはいけません。

「混合」という概念自体が認められていないので、「自由診療」が少しでも加われば、それはすべて「自由診療」とみなされてしまうのです。

もし「混合診療」が解禁された場合、医療費二〇万円の部分は自己負担割合が三割のサラリーマンならば、支払うのは六万円、それに自由診療の一〇万円を合わせた一六万円が自己負担となります。つまり、自由診療を選択しやすくなるのです。

これまで保険診療分まですべて払わされるという重荷から、自由診療を受けたくても受けられなかったという患者からすればこれは大きなメリットがあります。

治療の選択肢が増えるわけですし、別に認めてもいいじゃないかとみなさんの立場からは思うでしょうが、多くの医師は「とんでもない」と解禁に猛反発しています。たとえば、「日本医師会」はわざわざ公式サイトに「日本医師会は、混合診療の容認に反対します！」という項目をつくり、以下のように訴えました。

社会保障を充実させることは、国の社会的使命であることが日本国憲法にも規定されています。国が果たすべき責任を放棄し、お金の有無で健康や生命が左右されるようなことがあってはなりません。

（中略）

健康保険の範囲内の医療では満足できず、さらにお金を払って、もっと違う医療を受けたいというひとは確かにいるかもしれません。しかし、「より良い医療を受けたい」

という願いは、「同じ思いを持つほかのひとにも、同様により良い医療が提供されるべきだ」という考えを持つべきです。（日本医師会公式サイトより）

要するに、「自由診療」が受けやすくなると、これをやる医師が増える。混合診療をできる患者はいいが、保険診療だけをする患者に提供する医療と「格差」が生じるじゃないかというわけです。

不妊治療が向上した理由

私は、この医師会の主張には首を傾げざるをえません。

これまで本書で見てきたように、すでにこの国ではおカネの有無、住んでいる地域などで健康や生命が左右されてしまっています。しかも、国にどんなに「社会保障を充実させよ」と説いても、「無い袖は振れません」と断られるのが現実です。

このような状況を打破するには、医療業界内のカネが循環する仕組みを抜本的に変えなくてはいけません。医療費を抑えながら高度な医療を実現するという無理難題をすすめていくには、患者であるみなさんに自己負担をしていただく「自由診療」を拡充するしかないことは明らかです。

そう聞くと、「なんだ、ついさっきまでは慢性骨髄性白血病患者の自己負担を減らせみたいなことを言っていたくせに」と思うかもしれませんが、そうではありません。

「治療を止めてしまったら死んでしまう」というような病状の患者に対しては、公的保険医療ですべてを賄うくらいの厚いサポートが必要です。それを実行できる医療財政を確保するためにも、すぐには生命の危機に直結しないような治療に関しては、柔軟なシステムを取り入れなくてはいけません。

日本の医療行政の悪しき慣習である「すべて一律」の対応ではなく、ケースバイケースの対応が望まれるということです。

医師会が主張するように「医療格差」が広がるのではと心配される方も多いかもしれません。たしかにまったく「格差」ができないとは言いきれませんが、この「格差」はまわりまわって、患者であるみなさんにとっての利益になるのです。

それを示すのが、「不妊治療」です。

ご存じの方もおられるでしょうが、不妊治療というのは公的医療保険の適用外ですので、おカネの有無で患者に「格差」が生じます。厚労省や日本医師会の理屈で言えば、この「格差」を利用して、患者に不適切な治療を強いるようなアウトロー医師が増え、「安全」などと無縁な医療現場になっているはずですが、現実は違います。

実は日本の不妊治療技術は、世界でもトップレベルになっているのです。

航空会社は安全性向上に成功

理由はただひとつ、医療機関が独自に価格を設定しているからです。

不妊に悩む今の女性たちには厚労省や日本医師会が心配しているほど情報「格差」はありません。ネットやクチコミで、評判のいい不妊治療医をいとも簡単に探すことができます。

そのような医師のもとには患者が多く集まりますので、満足度が上がります。満足度が上がれば、価格に転嫁できます。収益が上がれば、スタッフを増やし、最新の機器を購入するなどの設備投資も促されます。

日本の不妊治療のレベルアップは、医師が自助努力で技術やサービスを向上させることができるという好循環をつくることができたからでしょう。

そんなことを聞くと、サラリーマンや商売をしているみなさんは「当たり前のことだよね」と思うかもしれません。しかし、この当たり前のことが、医療の世界では「患者の安全性や有効性が確保できない」として退けられてきたのです。

その根底には、自由診療が増えると、医師は儲けを優先し、金持ちしか相手にしなくなるという「性悪説」があるわけですが、私はこれには大いに疑問があります。

航空会社の「ビジネスクラス」を見れば明らかです。

年配の方は覚えていると思いますが、一九七〇年代、世界の航空事情は最悪でした。会社は軒並み赤字、安全性も最悪、なかには飛行中に機体が空中分解してしまうケースなどもあり、まさしく今の日本の医療のごとく「破綻寸前」という状態だったのです。

なぜ当時の航空会社が軒並み経営難に陥ったかといえば、運賃がどんどんディスカウントされてしまったからです。

正規料金で乗ってくれれば成立する航空会社のビジネスモデルがこれで一気に動脈硬化を起こしてしまったのです。人の命を運んでいるんだからしっかり安全性を向上させろ、といくら世間から批判されても、日本の厚労省と同様に「財政が厳しくて」と繰り返すばかりです。

この問題を解決したのが、「ビジネスクラス」という発明でした。

「格差」は安全を底上げする

ビジネスで利用する客は自腹で運賃を払うことはないのでフル・フェア、つまり割引ではない正規料金での搭乗が基本です。このような客を快適なシートやサービスで優遇することで、より多く呼び込むというイノベーションを生み出したのです。これで航空会社の経営状況は大きく改善されました。

人の命を預かる者が報酬によって対応に差をつける――。日本医師会の理屈でいえば、このような「格差」の中では、カネのあるなしで安全が左右されるようになるはずです。では、そうなったでしょうか。貧乏人はボロボロの飛行機に乗せ、金持ちは最新の飛行機に乗せるというような「格差」が広がったでしょうか。

広がるどころかむしろ逆です。収益を安定させた航空会社は、航空機そのものの安全性の改善に取り組みました。

よく自動車よりも飛行機のほうが事故の確率が低くて安全だという話を聞いたことがあるかと思いますが、これは事実です。現在でも機材破損はたびたび報じられますが、七〇年代のような致命的な事故は起きていません。二〇〇〇年から先進国の第四世代のエアラインにおける死亡事故はテロを除きゼロ、と驚くほどの安全性向上を実現したのです。

航空会社は「混合運賃」という乗客の〝格差〟を生み出すことで、収益を拡大して、結果として乗客全体の安全性を向上させることに成功しました。同じく人の命を預かる医療で患者の〝格差〟を生み出すことが、一概に悪い結果を招くとは言いきれないのです。

「公金注入」ではなく「競争」を

航空業界にビジネスクラスのない世界をちょっと想像してみてください。

この世界では、乗客はすべて平等で、運賃も政府がすべて一律で決定しています。すべての国民がバスや電車のように低価格で飛行機に乗れる、という国の方針もあり、運賃はどんどん下がっていきます。サービスやキャビンアテンダントの数も法律で厳密に定められているので、すべて横並び。航空会社がビジネスクラスを導入しようなんて言ったら袋だたきにされます。このような世界の飛行機にみなさんは乗りたいでしょうか?

私だったら、乗りたくありません。

安全というものを「カネ」が担保している部分は否定できません。競争が認められない世界では「カネ」を自分でまかなうことができませんので、国家に依存することになります。国家にじゃぶじゃぶと「カネ」が溢れているうちはそれでいいかもしれませんが、国家財政が困窮すれば、「カネ」がまわらなくなり、安全がないがしろにされるからです。

今の日本の医療はこれとまったく同じ構造です。では、どうすればいいのでしょう。

私は今の日本の医療に必要なのは、シュプレヒコールをあげて財政難の国家財政から、少しでも多くのカネを引っ張ることではなく、「競争」だと思っています。

競い合うことで医療の質が上がり、その対価を得ることで安全性に還元されていくのです。「混合診療」の制度を柔軟に導入していくということは、医師を儲けさせることではありません。医師の競争を促すことなのです。

国家のための医療を、患者のための医療に戻すため、まずは国家から医療の価格統制権を奪わなければいけない、ということはこれまで何度もお話ししてきました。「混合診療」という医療の「ビジネスクラス」はその第一歩になる可能性があるのです。

おわりに

最後までお読みいただき、ありがとうございました。我が国の医療を取り巻く状況をご理解いただけたかと思います。このままでは、近い将来、我が国には医療難民が溢れます。我が国の医療を守るには、医師や看護師を増やすとともに、医療提供体制を効率化し、さらに負担と給付のバランスを見直さねばなりません。

繰り返し説明してきましたが、厚労省や日本医師会などに問題の解決を期待しても無駄です。利権としがらみのため、動きがとれないからです。また、そもそも、このような問題は、誰も正解を知りません。やってみなければ、どうすればいいかわかりません。

本文中でもご紹介しましたが、我が国の医療分野で成長を続けているのが、美容整形、不妊治療のような自由診療の分野に多いことこそが、その証左です。医療機関が自由に価格を設定できるため、様々な試行錯誤が可能でした。周囲の医療機関との競争を通じて、多様な医療サービスを生み出してきました。受診者は、選択肢が増えることで、恩恵を蒙《こうむ》りました。同時に、国家財政に負担をかけることなく、多くの雇用を生み出しました。これからの、我が国の医療のありかたを考える上で示唆に富む事例です。

では、このような成功例を生み出すためには、何が大切なのでしょうか。私は人材だと思っています。厚労省の岩盤規制と対峙し、新しい医療を切り開いていくのは、結局、自立した個人です。覚悟のない人たちが「医療再生」や「国民皆保険堅持」などをお題目に集まっても、ろくなことがありません。結局、審議会委員という名誉と、補助金目当ての「大陳情大会」になるのが関の山です。政権が替わる度に、医療や介護の抜本改革が打ち出されますが、多くはかけ声倒れに終わっていることをみなさんもご存じでしょう。

政治や行政の権力に頼る連中からは、なかなか人材は輩出されません。明治維新の薩長もそうでしたが、社会を変える人材は、地方で苦労を重ねながら実力をつけるものです。このことは、現代にも通じます。ノーベル賞を受賞した山中伸弥京都大学教授が、母校を離れ、世界を「放浪」しながら、実力をつけたことなど、その証左でしょう。

現在、私が注目しているのは、東日本大震災で大きな被害を蒙った東北地方です。ご縁があって、私も震災以降、福島県相馬市や南相馬市の医療支援を続けています。

この地域は、震災以降、大きく変わりました。その象徴が南相馬市立総合病院です。この病院は、福島第一原発の北二三キロに位置する地域の中核病院です。東日本大震災後は、多くの患者が押し寄せました。

政府は原発事故の対策を準備していたはずですが、現場は予想外の連続でした。たとえば、大災害が起こると全国から医療チームが駆けつけることになっていましたが、実際は、被曝を恐れた政府や業界団体が支援をためらい、南相馬市立総合病院は完全に孤立しました。病院スタッフも被災し、従来通りの勤務を継続できなくなりました。震災前一四名いた常勤医師は四名まで減りました。事務や給食などの派遣職員は全員いなくなりました。派遣元の上司が責任問題を恐れたためです。

一方、自ら避難することができない重症患者は取り残されたため、どんなにスタッフが減っても、日常業務を続けなければなりませんでした。

この状況の中、南相馬の患者の命を守ったのは金澤幸夫《かなざわゆきお》院長、及川友好《おいかわともよし》副院長が率いる医療スタッフたちです。押し寄せる患者に対応するとともに、不安に怯えるスタッフを鼓舞《こぶ》しました。そして、彼らをサポートしたのは、全国から集まったボランティアたちです。自己責任で現地に入った人たちです。

彼らは、震災直後の避難所での診療から始まり、内部被曝検査、さらに仮設住宅の住民の健康管理と独自に対策を推し進めました。

特に内部被曝検査は、潤沢な予算をもつ政府や福島県よりも早く、かつ大規模に実施しました。彼らの調査結果は二〇一二年八月に米国医師会雑誌に発表され、ワシントンポストなどの海外メディアが大きく報じました。このような報道を通じて、「福島県の内部被曝は問題とならないレベルである」ことが世界に伝わりました。福島の風評被害を緩和することに大いに役立ちました。

実は、このような過程で、金澤院長や及川副院長の活躍を知った多くの若き医師たちが南相馬市に移り住むようになりました。二〇一四年四月現在、南相馬市立総合病院の常勤医師は二〇名まで増えました。東大医学部在籍中に私どもの研究室で学んだ三名の医師も現地で診療を続けています。

南相馬市のような辺地、しかも原発事故被害を蒙った福島県浜通り地方に若者たちが集まったのは奇跡的です。東日本大震災以降、勤務医が急増したのは、この地域だけです。

この「奇跡」を成し遂げるにあたり、金澤院長・及川副院長たちと並ぶ功労者がいます。それは、南相馬の地元住民です。彼らは、若き医師たちを温かく迎え、彼らに「自己実現の場」を提供したのです。

具体的には、移住してきた医師たちが地元社会に溶け込むのを手伝ったのです。地元住民との交流を通じ、地元の子供たちにボランティアで勉強を教えたり、地域のお父さんのための料理教室を開催したり、さらに、この地方の伝統行事である相馬野馬追に騎馬武者として参加する者まで現れました。

このような活動を通じ、地元住民と信頼関係を構築したことが、医療にも影響するようになりました。彼らは、診療業務の一環として、定期的に仮設住宅を訪問し、健康指導を続けていますが、最近になって、仮設住宅の高血圧患者が減ってきたといいます。一人一人の住民の背景を理解し、その人に合った方法で、減塩食などを指導したためです。

福島県は全国有数の脳卒中の多発地域です。県内でも、浜通り地方は、特に多いことが知られています。脳卒中予防のキモは血圧管理ですから、高血圧患者が減りつつあることは、素晴らしい兆候です。

みなさんからみれば、南相馬の事例は些細《ささい》なことかもしれません。我が国の医療を崩壊から救うには、国家が主導しなければと思われる方のほうが多いでしょう。

ところが、そうとも言い切れないのです。歴史的にみて、医療の進歩は小さな試行錯誤の積み重ねから始まることが多いのです。しかしながら、我が国では厚労省の岩盤規制により、この試行錯誤ができません。政府が一部の医療機関を重点化し、昨今は、このような施設で不祥事が続出しています。

南相馬では、大震災以降、試行錯誤を積み重ねざるを得ない状況に追い込まれ、さらに「何でもあり」の一種の規制緩和状況となりました。この結果、医療レベルが急速に向上しました。全国から若手医師が押し寄せ、多くの学術的業績をあげました。そして、高血圧患者を減らし、脳卒中を予防することで、医療費を抑制することに成功しそうな勢いです。政府が法的権限をもとに、莫大な予算を投下してもできないことを、地域住民と専門家たちの努力により達成しようとしているのです。

現在、世界中の専門家が南相馬に注目しています。南相馬で実績をあげた医師たちは、国内外で活躍しています。さらに、彼らとの交流を通じ、地元の教育関係者や保護者たちに教育への関心が高まっています。隣町の相馬市にある福島県立相馬高校では、二〇一三年春の大学受験で東大現役合格者が出ました。一二年ぶりの快挙です。元はといえば、震災後、現地に入った医師たちとの交流がきっかけです。

行きつくところ、地域の価値は人材です。これは南相馬でも日本でも同じです。人は苦境を経験することで成長します。南相馬では、東日本大震災を経て多くの人材が生まれました。現在、南相馬は、国内外に人材を輩出しているくらいです。まったく同じことが、他の地域でもおきるかもしれません。未曾有《みぞう》の高齢社会は、我が国を飛躍させるチャンスになるかもしれません。

そのためには、南相馬の人々がやったように自分の頭で考えねばなりません。本書が、その一助になれば幸いです。

本書を執筆するにあたり、大勢の方々のご支援をいただきました。

特にお力添えいただいた、湯地晃一郎氏、松村有子《ともこ》氏、児玉有子氏、村重直子氏、岸友紀子氏、瀧田盛仁《もりひと》氏、坪倉正治氏、森田知宏氏、吉野ゆりえ氏、西村有代《ともよ》氏、三浦訓子《のりこ》氏、原田恭子氏、小林秀美氏、朱旭瑾《しゅしゅえちん》氏、鈴木寛氏、宮野悟氏、井元清哉氏、山口類氏（以上、東京大学）、久住英二氏、濱木珠恵氏、谷本哲也氏（以上、ナビタスクリニック）、小林一彦氏（帝京大学）、大谷喜一氏（アインファーマシーズ）に感謝申し上げます。

さらに、講談社の木原進治氏、窪田順生氏には、本書の企画段階からご指導いただきました。この場を借りて御礼申し上げます。

上 昌広

東京大学医科学研究所「先端医療社会コミュニケーションシステム社会連携研究部門」特任教授。医学博士。


1968年、兵庫県生まれ。1993年、東京大学医学部医学科卒。東京大学医学部附属病院にて内科研修医となり、1995年、東京都立駒込病院血液内科医員。1999年、東京大学大学院医学系研究科博士課程を修了し、虎の門病院血液科医員に。2001年から国立がんセンター中央病院薬物療法部医員も務め、造血器悪性腫瘍の臨床研究を行う。

2005年より東京大学医科学研究所先端医療社会コミュニケーションシステムを主宰し、医療ガバナンス、メディカルネットワークを研究。専門は血液・腫瘍内科学、真菌感染症学。

講談社+α《プラスアルファ》新書 661-1 B

医療詐欺《いりょうさぎ》

「先端医療」と「新薬」は、まず疑うのが正しい

上《かみ》 昌広《まさひろ》

2014年7月22日第1刷発行

発行者――― 鈴木 哲

発行所――― 株式会社 講談社
東京都文京区音羽2-12-21 〒112-8001
電話 出版部(03)5395-3532
販売部(03)5395-5817
業務部(03)5395-3615

帯写真――― 共同通信社

デザイン――― 鈴木成一デザイン室

カバー印刷――― 共同印刷株式会社

印刷――― 慶昌堂印刷株式会社

製本――― 株式会社若林製本工場

定価はカバーに表示してあります。

落丁本・乱丁本は購入書店名を明記のうえ、小社業務部あてにお送りください。

送料は小社負担にてお取り替えします。

なお、この本の内容についてのお問い合わせは生活文化第三出版部あてにお願いいたします。

Printed in Japan
ISBN978-4-06-272857-7

講談社＋α新書

- 「治る」ことをあきらめる 「死に方上手」のすすめ　中村仁一
  ベストセラー『大往生したけりゃ医療とかかわるな』を書いた医師が贈る、ラストメッセージ　840円 637-1 B
- 偽悪のすすめ 嫌われることが怖くなくなる生き方　坂上忍
  迎合は悪。空気は読むな。予定調和を突き抜ければ本質が見えてくる。話題の著者の超人生訓　840円 638-1 A
- 日本人だからこそ「ご飯」を食べるな 肉・卵・チーズが健康長寿をつくる　渡辺信幸
  テレビ東京「主治医が見つかる診療所」登場。３０００人以上が健康＆ダイエットを達成！　890円 639-1 B
- 改正・日本国憲法　田村重信
  左からではなく、ど真ん中を行く憲法解説書!! 50のＱ＆Ａで全て納得、安倍政権でこうなる！　880円 640-1 C
- 筑波大学附属病院とクックパッドのおいしく治す「糖尿病食」　矢作直也
  「安心＝筑波大」「おいしい＝クックパッド」の最強タッグが作った、続けられる糖尿病食の全貌　840円 641-1 B
- 「脊柱管狭窄症《せきちゅうかんきょうさくしょう》」が怖くなくなる本 20歳若返る姿勢と生活の習慣　福辻鋭記
  ベストセラー『寝るだけダイエット』の著者が編み出した、究極の老化防止メソッド！　800円 642-1 B
- 白鵬のメンタル 人生が10倍大きくなる「流れ」の構造　内藤堅志
  大横綱の強さの秘密は体ではなく心にあった!! メンタルが弱かった白鵬が変身したメソッド！　880円 643-1 A
- 人生も仕事も変える「対話力」 日本人に闘うディベートはいらない　小林正弥
  「ハーバード白熱教室」を解説し、対話型講義のリーダー的存在の著者が、対話の秘訣を伝授！　890円 644-1 C
- 霊峰富士の力 日本人がＦＵＪＩＳＡＮの虜になる理由　加門七海
  ご来光、神社参拝、そして逆さ富士……。富士山からパワーをいただく〝通〟の秘伝を紹介！　840円 645-1 A
- 「先送り」は生物学的に正しい 究極の生き残る技術　宮竹貴久
  死んだふり、擬態、パラサイト……生物たちが実践する不道徳な対捕食者戦略にいまこそ学べ　840円 646-1 A
- 女のカラダ、悩みの9割は眉唾　宋《ソン》美《ミ》玄《ヒョン》
  「オス化」「卵子老化」「プレ更年期」ｅｔｃ．女を翻弄するトンデモ情報に、女医が真っ向から挑む！　840円 647-1 B

表示価格はすべて本体価格（税別）です。本体価格は変更することがあります

講談社+α新書

40代からの 退化させない肉体 進化する精神
山﨑武司
努力したから必ず成功するわけではない——高齢スラッガーがはじめて明かす心と体と思考！
840円 659-1 B

ツイッターとフェイスブック そしてホリエモンの時代は終わった
梅崎健理
流行語大賞「なう」受賞者—コンピュータは街の中で「紙」になる、ニューアナログの時代に
840円 660-1 C

医療詐欺 「先端医療」と「新薬」は、まず疑うのが正しい
上昌広
先端医療の捏造、新薬をめぐる不正と腐敗。崩壊寸前の日本の医療を救う、覚悟の内部告発！
840円 661-1 B

長生きは「唾液」で決まる！ 「口《くち》」ストレッチで全身が健康になる
植田耕一郎
歯から健康は作られ、口から健康は崩れる。その要となるのは、なんと「唾液《つば》」だった!?
800円 662-1 B

63歳で健康な人は、なぜ100歳まで元気なのか 人生に4回ある「新厄年」のサイエンス
板倉弘重
75万人のデータが証明!! 4つの「新厄年」に人生と寿命が決まる！ 120歳まで寿命は延びる
880円 664-1 B

預金バカ 賢い人は銀行預金をやめている
中野晴啓
低コスト、積み立て、国際分散、長期投資で年金不信時代に安心を作ると話題の社長が教示!!
840円 665-1 C

表示価格はすべて本体価格（税別）です。本体価格は変更することがあります